中医方剂精选

《传统医学辨证临证实录》

辨证录

[清] 陈士铎 著

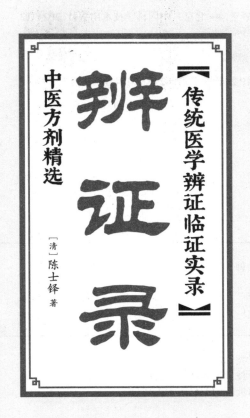

中国科学技术出版社

·北京·

图书在版编目（CIP）数据

辨证录/（清）陈士铎著. -- 北京：中国科学技术出版社, 2024. 12. -- ISBN 978-7-5236-0644-5

Ⅰ. R249.49

中国国家版本馆CIP数据核字第2024NK9454号

策划编辑	于　雷　韩　翔
责任编辑	于　雷
装帧设计	佳木水轩
责任印制	徐　飞

出	版	中国科学技术出版社
发	行	中国科学技术出版社有限公司
地	址	北京市海淀区中关村南大街16号
邮	编	100081
发行电话		010-62173865
传	真	010-62173081
网	址	http://www.cspbooks.com.cn

开	本	710mm×1000mm　1/16
字	数	196千字
印	张	10
版	次	2024年12月第1版
印	次	2024年12月第1次印刷
印	刷	鸿鹄（唐山）印务有限公司
书	号	ISBN 978-7-5236-0644-5 / R·3219
定	价	58.00元

出版说明

　　中医药学是我国传统文化的瑰宝，其学术源远流长，发展到明清时期，已日臻成熟，在继承前代成就的基础上，有许多发展，是中医的鼎盛时期。该时期名医辈出，学派林立，在基础学科和临床各科方面取得了很大成就，特别是本草学和临床学尤为突出，同时著书立说很活跃，医学著作大量面世，对继承发扬中医药学起到了巨大的推动作用。

　　陈士铎，字敬之，号远公，别号朱华子，又号莲公，自号大雅堂主人。浙江绍兴人。约生于公元 1627 年，卒于公元 1707 年。清初知名医学家。陈士铎一生勤于著述，其著作有十六种之多，可惜大都亡佚，仅有八种存世，包括《外经微言》（9卷）、《脉诀微》（不分卷）、《本草新编》（5卷）、《石室秘录》（6卷）、《辨证奇闻》（15卷）、《辨证录》（14卷）、《辨证玉函》（4卷）、《洞天奥旨》（16卷）。

　　《辨证录》是《辨证奇闻》的增删本，乃一源之二歧。此书流通较广，现存主要版本有清乾隆十二年（1747 年）喻义堂刊本，十四卷，末附《脉诀》，不分卷。扉页有"喻义堂藏版"题记，首有乾隆十二年黄晟序。花口，单鱼尾，上下双边，半页九行，行二十二字。喻义堂，其堂址等今已不得详考。此本即《清史稿·艺文志》著录的"《辨证录》十四卷，陈士铎撰"一书。另有一种十二卷本，末附《脉诀阐微》书末有楼庆昌跋，无十三卷外科与十四卷幼科，亦题喻义堂藏板，此种即后世重印者十三、十四卷而为。又有清嘉庆二十二年（1817 年）文诚堂刻本，称《增补辨证录》，亦是在喻义堂本的基础上重刻者。又有清道光二十六年（1836 年）王发越重刊本等，都是在喻义堂本的基础上重刻。又有《伤寒辨证录》，乃后世重刻而易其名者，前有年希尧的刻书序，喻义堂版。考此本与清乾隆十二年喻义堂刊本的行数内容相同，当是后人重印时所增，并去黄序，题名为《伤寒辨证录》。此本主要有清光绪六年（1880 年）文奎堂、光绪三十年（1904 年）两仪堂刊本。诸本中最好的本子当属喻义堂本。此次整理，即以清乾隆十二年喻义堂本为底本，另以文诚堂本、《辨证奇闻》为校本。

　　《辨证录》是一部综合性医书，约成书于清康熙二十六年（1687 年）。全书共14 卷，包括内、外、妇等各科病证。分伤寒、中寒、中风等 126 门，760 余证。每证详列病状、病因、立法处方，并说明方药作用及配伍关系。每一证除有一个主治方外，还附有一备用方，以资互参。本书说理明白易晓，辨证简要中肯，用药灵活切病，颇多经验之谈，以"辨病体之异同，证药味之攻补"为特点，故称为《辨证录》。

本书医理与医案相结合，重辨证而轻辨脉，对各种病证的认识和治疗多以医话、医案的形式进行讨论，使理、法、方、药融为一体，尤其是书中以阴阳互根、五行生克的理论辨析证情，对脏腑之间的生理病理联系进行了透彻的论述。其论病、制方，逻辑严谨，考虑周到，配伍组方之新巧，多出人意料，有很高的临床应用价值，在明清的诸多临床医籍中，可谓独具特色。本次出版保留了本书核心理论，删减了部分病案，原书改为简体横排，其中异体字、古今字、通假字等全部改为规范汉字，原书破损缺字用□代替，力求方便读者阅读学习。

目 录

辨证录卷之四

辨证录卷之五

辨证录卷之六

辨证录卷之七

辨证录卷之八

辨证录卷之九

辨证录卷之十

辨证录妇人科卷之十一

辨证录幼科卷之十四

序①

九流莫难于医，亦莫慎于医，盖人之性命所攸关也。是必奉其传于名师，穷其理于素习，小其心于临时。一遇其人之病，先审其人之气质，按其人之性情，据其人之居处、服习，循经辨络，以得其致病之原与夫病之所在，然后随节气，就方舆，切脉对症而投之以药，无不有随手而效焉者也。顾自张仲景以后，名医代出，其所著述，几于汗牛充栋。后之学者，于茫茫大海中，非埋首读书，潜心味道，得名师之指授，而能知三昧者盖寡。余少留心于方书，稍稍知本草，每有疾而不轻服药，惟恐庸医之误也。

兹奉圣天子命抚粤东。粤东山海隩区也，在天文星躔鹑火，其气多燥，而又近于大海，群山叠抱，其间溪涧泉窦，莫非潮湿也。以天燥地湿之乡，而人之生于其中者，苟不自谨，立即致病。其气之壮者，感之轻而发之速，固可不药而愈。然疾甚者必延医，讵知粤东之医，其能记诵《汤头》，耳熟《脉诀》者，十无一二，甚而不解《内经》为何文，《条辨》为何意。略知药性，拘守陈方，究之胸中不通，指下不明，是以投之剂而多死。今夫病之寒热，有表里之分焉，有疑似之别焉，有浅深、主客之攸殊焉。其于似热症者辄投凉剂，岂知凡感于寒则为病热，寒郁则热盛，须温以解者，而凉剂直利刃矣；于似寒症者辄投暖剂，岂知食重内蒸，热极反寒，六脉全伏，须下以解者，而暖剂尤利刃矣。更可骇者，不论其人之形气与天行之节候，致病之根源，而擅用桂、附、人参，以为能用贵药者为通方，为老手，而不知杀人于三指，而卒不自认其罪者，莫若此等庸医之甚也。余抚粤未及三载，而闻医之杀人者不可数计，殊悯粤人之甘心送命于庸医而不自知也。比山阴余子燮庵来粤，携函秘藏《辨证录》一书，余假一观，真有仲景诸公所未及者，而辨证折衷补救，诚为仁人济世寿物之至宝。即为捐俸授梓印行本普行，愿吾粤之医家熟读精思，悟其今之所是，故不惮琐琐以为之序。

大清雍正三年岁次乙巳中病钦命巡抚广东等处地方
提督军务兼理粮饷都察院右副都御史广宁年希尧撰

---

① 底本无此序，据清乾隆十三年（1748年）喻义堂刊《伤寒辨证录》补。

序

　　医，小道也，而益于民生者甚大。习医，曲艺也，而关于民命者最深。岐黄以下，代有名贤，其间，著书立说以传于世者，千百年来不啻汗牛盈栋矣。然而，意见各别，言论参差，求能去糟粕，掇菁华，更相表里，若出一人之手，不少概见。无惑乎医道之难明，而医门之贻祸匪浅也。余于斯术，夙所未娴，迩年屏弃尘事，颇爱闲居，尝检东垣李氏、丹溪朱氏之书，排遣寒暑，反复寻绎。一主清凉，一主温补，以故宗朱者诎李，宗李者诎朱，两家考难，犹如水火。愚窃谓药性有温凉，病症亦有虚实，参观互取，不惟可以相通，兼可以相济，则证之疑似，不可不亟辨也彰彰矣。庚午秋间，汉川友人客于邗上，假馆小斋，业工医术。因举平日疑义相质，乃为予条分缕晰，洞开胸臆，而于证候一节，尤有发明。询其所传，则会稽陈子远公也。叩其所读之书，亦即陈子自著《辨证录》一编也。予索观焉，即启箧笥，抄本持赠。展阅数过，凡辩论证候，别具新裁，实能阐扬《灵》《素》所未备。亟商付梓，公诸当世。客欣然笑曰：此予与陈君有志未逮者也，若果行此，厥功懋矣。于是汇辑全稿，细加厘订，卷分一十有二，门分九十有一，脉诀、外科、幼科以次类附焉，越期年而告竣。陈君笃实君子也，自言授受之际，踪迹甚奇，要皆救世婆心，而非故为大言以欺人者，学者服膺。是编穷其辨证之精微，究其制方之妙旨，引而伸之，触类而长之，毋按图而索骥，刻舟而求剑，是则陈君之矢念也夫，抑予之所厚望也夫。

时维乾隆十二年秋八月望后六日天都黄晟别号退庵书于槐荫草堂

序①

　　余素不知医。二十年前家居时，见戚里中多为庸手所误，每戒病者，勿轻延医，勿轻服药。嗣于家表兄宗之山处，得见陈子远公所著《辨证录》，试之无不奇效。知其书自浙得来，惜其为抄本，无以广其传也。十六年，余官于浙，亟求是书，乃得黄退庵刻本。奉使来滇，置一部于行箧，试之亦无不奇效。惜其板之在浙者，久经散失，窃欲付梓以广其传，而独力难成，商之李石渠、周宁斋、硕致堂，各愿共襄此举，遂于滇中付剞劂焉。前人有言：药虽用于己手，方多出于古人。是书不但传方，而先辨证。证见乎外者也，人之虚实寒热，伏于内者不可知，见于外者显可辨。得是书者，先即其证审之，症确而药可有功，即是书亦不至无补云。

时嘉庆二十二年岁在丁丑秋九月安邑郭淳章识

---

① 底本无此序，据清嘉庆二十二年（1817年）文诚堂刻本补。

自　序

　　丁卯秋，余客燕市，黄菊初放，怀人自远，忽闻剥啄声，启扉迓之，见二老者，衣冠伟甚，余奇之，载拜问曰：先生何方来，得毋有奇闻诲铎乎？二老者曰：闻君好医，特来辨难耳。余谢不敏。二老者曰：君擅著作才，何不著书自雄，顾呫呫时艺，窃耻之。余壮其言，乃尚论《灵》《素》诸书，辨脉辨证，多非世间语，余益奇之。数共晨夕，遂尽闻绪论，阅五月别去，训铎曰：今而后君可出而著书矣。铎退而记忆，合以所试方，日书数则，久乃成帙。夫医道之难也，不辨脉罔识脉之微，不辨证罔识证之变。今世人习诊者亦甚多矣，言人人殊，究不得其指归，似宜辨脉，不必辨证也。虽然，辨脉难知，不若辨证易知也。古虽有从脉不从证之文，毕竟从脉者少，从证者众，且证亦不易辨也。今人所共知者，不必辨也。古人所已言者，不必辨也。必取今人之所不敢言，与古人之所未及言者，而畅辨之。论其证之所必有，非诡其理之所或无，乍闻之而奇，徐思之而实未奇也。客曰：布帛菽粟，可以活人，安在谈医之必奇乎。余谢之曰：布帛菽粟，平淡无奇，而活人之理实奇也。日服之而不知其何以温，日食之而不知其何以饱，致使其理之彰可乎。铎之辨证，犹谈布帛菽粟之理耳。客又笑曰：君辨理奇矣，已足显著作之才，奚必托仙以炫奇耶。铎，尼山之弟子也，敢轻言著作乎。闻二先生教，亦述之而已矣，何必讳其非仙哉。仙不必讳，而必谓是书非述也，得毋欺世以炫奇乎。书非炫奇，而仍以奇闻名者，以铎闻二先生之教，不过五阅月耳，数十万言，尽记忆无忘，述之成帙。是则可奇者乎，岂矜世以炫奇哉。

山阴陈士铎敬之甫别号远公又号朱华子题于大雅堂

凡 例

● 是编皆岐天师、仲景张使君所口授，铎敬述广推以传世。实遵师诲，非敢自矜出奇。

● 辨证不辨脉者，以证之易识也。苟能知症，何必辨脉哉。虽然，辨证更能辨脉，则治病益精，又在人善用之耳。

● 辩论证候均出新裁，阐扬《灵》《素》所未备，于二经不无小补云。

● 编中不讲经络穴道，以经络穴道之义，已显载于《灵》《素》二经，人可读经自考也。

● 各门辨证，专讲五行生克之理，生中有克，克中有生，经权常变，颠倒纷纭，贵人善读之耳。

● 铎壮游五岳，每逢异人传刀圭之书颇富，凡可引证，附载于各辨证条后，以备同人采择。

● 祖父素好方术，遗有家传秘本，凡关合各症者，尽行采入，以成异书。

● 吾越多隐君子，颇喜谈医，如蒋子羽、姚复庵、倪涵初、金子如、蔡焕然、朱瑞林诸先生，暨内父张公噩仍与同辈余子道元、叶子正叔、林子巨源、钱子升璩、丁子威如、家太士，或闻其余论，或接其片言，均采入靡遗。

● 兹编不讲针灸，非轻之也。盖九针治病之法，已畅论于《灵》《素》书中，不必再为发明耳。

● 人病最多，集中所论，恐不足概世人之病，然生克之理既明，常变之法可悟，此编旁通治法，正有余也。

● 二师所传诸方，与鄙人所采诸法，分两有太多过重之处，虽因病立方，各合机宜，然而气禀有厚薄之分，生产有南北之异，宜临症加减，不可拘定方中，疑畏而不敢用也。

● 铎年过六旬，精神衰迈，二师传铎之言，愧难强记，恐至遗忘，辩论之处，或多未备，尤望同人之教铎也。

● 是编方法，亲试者十之五，友朋亲串传诵者十之三，罔不立取奇验，故敢付梓告世。然犹恐药有多寡轻重，方有大小奇偶，又将生平异传诸方，备载于后，便世临病酌用也。

- 岐天师传书甚富，而《外经》一编尤奇。篇中秘奥，皆采之《外经》，精鉴居多，非无本之学也。铎晚年尚欲笺释《外经》以求正于大雅君子也。
- 铎勤著述，近年以来广搜医籍，又成一编，决寿夭之奇，阐生克之秘，有益于人命不浅。怅卷帙浩繁，铎家贫不克灾梨，倘有同心好善之士，肯捐资剞劂，铎倾囊付之，不吝惜也。

大雅堂主人远公识

山阴陈士铎敬之甫号远公又号朱华子著述
会稽陶式玉尚白甫号存斋又号□□□参订

伤寒门（六则）

1.冬月伤寒，发热头痛，汗出口渴，人以为太阳之症也，谁知太阳已趋入阳明乎。若徒用干葛汤以治阳明，则头痛之症不能除；若徒用麻黄汤以治太阳，则汗出不能止，口渴不能解，势必变症多端，轻变为重。法宜正治阳明而兼治少阳也。何则？邪入阳明，留于太阳者，不过零星之余邪，治太阳反伤太阳矣。故太阳不必治，宜正治阳明。盖阳明为多气多血之府，邪入其中，正足大恣其凶横，而挟其腑之气血，为炎氛烈焰者，往往然也，故必须用大剂凉药，始可祛除其横暴也。方用：

石膏一两 知母二钱 麦冬二两 竹叶二百片 茯苓三钱 甘草一钱 人参三钱 柴胡一钱 栀子一钱 水煎服。

一剂而头痛除，二剂而身热退，汗止而口亦不渴矣。

此即白虎汤变方，用石膏、知母以泄其阳明之火邪；用柴胡、栀子以断其少阳之路径；用麦冬以清补其肺金之气，使火邪不能上逼；用茯苓引火下趋于膀胱，从小便而出，而太阳余邪尽随之而外泄也。至于人参、甘草、竹叶，不过取其调和脏腑，所谓攻补兼施也。[批]伤寒症最难，治而最易治也。盖邪有来路有去路，有正路有旁路。由太阳而来是来路也，从阳明而去是去路也，断少阳是阻其大路也，塞太阴肺经是断其旁路也。知此法而通之以治各经，何伤寒之不愈耶。

或惧前方太重，则清肃汤亦可用也，并载之以备选用。

石膏五钱 知母一钱 麦冬一两 甘草 人参 柴胡 栀子各一钱 独活 半夏各五分 水煎服。

2.冬月伤寒，发热口苦，头痛，饥不欲饮食，腹中时痛，人以为太阳之症也，谁知少阳之病乎。夫伤寒未有不从太阳入者。由太阳而入阳明，由阳明而入少阳者，传经之次第也。何以邪入太阳，即越阳明而入于少阳耶？人以为隔经之传也，而孰知不然。盖少阳乃胆经也，胆属木，木最恶金，肺属金而主皮毛，风邪之来，肺金先受，肺欺胆木之虚，即移其邪于少阳，故太阳之症，往往多兼少阳同病者。然则，此症乃二经同感，而非传经之症也。治法似亦宜二经同治矣，而又不然，单治少阳而太阳之病自愈。[批] 辨二经同感，不是传经，最有把握。方用：

柴胡二钱 白芍五钱 甘草一钱 陈皮一钱 黄芩一钱 神曲一钱 白术三钱 茯苓三钱 水煎服。

一剂而热止，二剂而腹不痛，头不疼，而口亦不苦矣。

此方即逍遥散之变方也。盖病在半表半里之间，逍遥散既解散表里之邪，而太阳膀胱之邪何能独留，况方中原有茯苓、白术，以利腰脐而通膀胱之气乎。余所以止加神曲、黄芩，少解其胃中之火，以和其脾气，而诸症尽除也。

此病用舒经汤亦佳。

薄荷二钱 白芍五钱 甘草八分 黄芩二分 白术二钱 茯苓五钱 桂枝三分 水煎服。

3. 冬月伤寒，发热口渴，谵语，时而发厥，人以为热深而厥亦深也，疑是厥阴之症，谁知为太阴之症乎。夫太阴，脾土也，脾与阳明胃经为表里，表热而里亦热，此乃胃邪移入于脾经也。此症最危最急。盖人以脾胃为主，脾胃尽为火邪所烁，而肾水有不立时熬干者乎。治法宜急救脾胃矣。然而救脾则胃火愈炽，救胃则脾土立崩，此中消息最难，惟当速救肾水之干枯而已。[批] 厥阴、太阴最难辨，今辨得甚清，讲用药处，妙论解颐。方用：

玄参三两 甘菊花一两 熟地一两 麦冬二两 芡实五钱 水煎服。

此方名为救枯丹。用玄参以散其脾胃浮游之火，甘菊以消其胃中之邪，麦冬以滋其肺中之液，助熟地以生肾水，庶几滂沱大雨，自天而降，而大地焦枯，立时优渥，何旱魃之作祟乎。又恐过于汪洋，加入芡实以健其土气，而仍是肾经之药，则脾肾相宜，但得其灌溉之功，而绝无侵凌之患。故一剂而谵语定，再剂而口渴除，三剂而厥亦止，身亦凉也。此症世人未知治法，即仲景张使君亦未尝谈及，天师因士铎之请，特传神奇治法，以为伤寒门中之活命丹也。

此症用清土散亦妙。

石膏一两 麦冬一两 生地一两 甘草一钱 金银花五钱 白术三钱 水煎服。

4. 冬月伤寒，大汗而热未解，腹又痛不可按，人以为邪发于外未尽，而内结于腹中，乃阳症变阴之症也，余以为不然。夫伤寒而至汗大出，是邪随汗解，宜无邪在其中，何至腹痛？此乃阳气尽亡，阴亦尽泄，腹中无阴以相养，有似于邪之内结而作痛，盖阴阳两亡之急症也。夫痛以可按为虚，不可按为实，何以此症不可按，而又以为虚乎？不知阴阳两亡腹中，正在将绝之候，不按之已有疼痛难忍之时，况又按而伤其肠胃，安得不重增其苦，所以痛不可按也。如遇此症，急不可缓，方用急救阴阳汤。[批] 世人但知亡阳，而不知亡阳即是亡阴。此等议论，非仙人指授，安得发千古之所未发耶。用：

人参二两 黄芪三两 当归一两 熟地二两 甘草三钱 白术二两 水煎服。

一剂而腹痛顿止，身热亦解，汗亦尽止矣。

此方用参、芪以补气，使阳回于阴之内；用当归、熟地以补血，使阴摄于阳之中；用白术、甘草和其肠胃，而通其腰脐，使阴阳两归于气海、关元，则亡者不亡，而绝者不绝也。倘认是阳症变阴，纯用温热之剂，加入肉桂、干姜、附子之类，虽亦能回阳于顷刻，然内无阴气，阳回而阴不能摄，亦旋得而旋失矣。

此症用救亡散亦易奏功。

人参 当归 熟地各一两 甘草二钱 附子一片 水煎服。

5.冬月伤寒，大汗热解，腹微痛，腰不可俯仰。人以为邪在肾经未出，欲用豨莶丸加防己治之，非其治也。此乃发汗亡阳，阳虚而阴不能济之故也。夫阴阳相根，此症因汗泄过多，阳气无几，而阴又自顾不遑，不敢引阳入室，而阳无所归，故行于腹，孤阳无主而作痛。肾中之阴，又因阳气不归，而孤阴无伴，不敢上行于河车之路，故腰不可以俯仰。[批]阴不能济，以致亡阳，亦发前人所未发。方用引阳汤治之。

杜仲一钱 山药五钱 甘草一钱 茯苓二钱 芡实三钱 人参三钱 肉桂三分 白术五钱 水煎服。

一剂而腹疼止，二剂而腰轻，三剂而俯仰自适矣。

此方助阳气之旺，而不去助阴气之微。盖阴之所以杜阳者，欺阳气之衰也，予所以助阳而不助阴也。倘用豨莶、防己以重损其阴阳，则终身不为废人者几希矣。

此症济阳汤亦可用。

杜仲二钱 山药一两 甘草一钱 人参五钱 白术五钱 破故纸一钱 水煎服。

6.冬月伤寒，大汗气喘不能息，面如朱红，口不能言，呼水自救，却仅能一口而不欲多饮。人以为热极，欲用白虎汤以解其阳明之火也，而不知此为戴阳之症，乃上热而下寒也。若用白虎汤，虽多加人参，下喉即亡矣。[批]面如朱红，亦有时而白者，唇焦口疮，舌有厚胎，但人若与之水则不欲饮，或一口而止，两足冰冷，此证亦易辨也。今人不知辨，则误人性命矣。此证初起，原属内伤，乃庸医竟作外感治之，则成戴阳症矣。既成戴阳，而见其面有朱红色，又作热治，则无有不死者也。方用：

八味地黄汤半斤，大锅煎汤，恣其渴饮。

必熟睡半日，醒来汗必止，气必不喘，面必清白，口必不渴矣。

盖此症原不宜汗而汗之，以致大发其汗。汗既大出，而阳邪尽泄，阳气尽散，阴亦随之上升，欲尽从咽喉而外越。以皮毛出汗，而阴气奔腾，不得尽随汗泄，故直趋咽喉大路，不可止抑矣。阴既上升，阳又外泄，不能引阴而回于气海，阳亦随阴而上，而阴气遂逼之而不可下，故气喘不能息也。且阳既在上，火亦在上者，势也。况阴尽上升，则肾宫寒极，下既无火，而上火不得归源，故泛炎于面，而作红朱之色也。上火不散，口自作渴，呼水自救者，救咽喉之热，而非欲救肠胃之热也。夫实热多成于胃火，而胃热之病，必多号咷狂呼之状。今气虽喘息而宁，口欲言语而不得，非虚热而何？此真所谓上假热而下真寒也。八味地黄汤补水之中，仍是补火之药。下喉之时，火得水而解，入胃之后，水得火而宁，调和于上下之间，灌注于肺肾之际，实有妙用也。夫发汗亡阳，本是伤气也，何以治肾而能奏功耶？不知亡阳之症，内无津液，以致内火沸腾，我大补其真阴，则胃得之而息其焰。胃火一息，而肾之关门闭矣。肾之关门闭，而胃之土气自生。胃之土气生，而肺金之气有不因之而得养者乎。肺气一生，自然清肃之令行，母呼子归，同气相招，势必下引肾气，而自归于子舍矣。肾气既归，而肾宫之中又有温和春色以相熏，又得汪洋春水以相育，则火得水而生，水得火而悦，故能奏功之神且速也。[批] 读此快论，益信胃为肾之关，非肾为胃之关也。

返火汤治此症亦神。

熟地三两 山茱萸一两 肉桂三钱 水煎服。

中寒门（二则）

1. 人遇严寒之时，忽感阴冷，直入于腑，手、足、身皆冷，面目色青，口呕清水，腹中雷鸣，胸胁逆满，体寒发颤，腹中觉有凉气一裹，直冲而上，猝不知人，此寒气直中七腑也。夫中寒之病，与伤寒之症大相悬绝。盖伤寒之寒，由表而入于里；中寒之寒，由腑而入于脏。虽入腑、入脏同是直中之症，而治法终有不同也。盖入腑之寒轻于入脏，则治腑之寒乌可重于治脏哉。惟是腑有七，而中腑之药似宜分别。大凡阴寒之中人，必乘三焦之寒而先入，温三焦之寒，而七腑之寒可尽散也。然而三焦之所以寒者，又由于胃气之虚也。徒温三焦之寒，而不急补其胃气，则气虚而不能接续，乌能回阳于顷刻乎。[批] 温三焦以散各腑之寒，则寒无不散，诚得其要也。方用救腑回阳汤：

人参五钱 附子一钱 肉桂二钱 巴戟天一两 水煎服。

此方用人参以扶胃气，用肉桂以回阳，亦不必更借巴戟天之为君矣。不知巴戟天补心肾之火，心肾之火旺，而三焦之火更旺矣。且巴戟天生胃气而回阳，故用之为君，尤能统人参、附、桂同心之将，而扫荡祛除，寓剿于抚之中也。所以一剂奏功，阳回而阴寒立散矣。[批] 此方异于四逆汤，而用巴戟为君，是为神妙。

此症用术桂干姜汤甚效。

白术一两 肉桂三钱 干姜三钱 水煎服。

2. 人有严寒之时，忽感阴寒，唇青身冷，手足筋脉挛急，上吐下泻，心痛腹疼，囊缩甲青，腰不能俯仰，此阴寒中脏之病也。夫中脏重于中腑，寒气入于五脏，似宜分脏而治，然而不必分也，但直温其命门之火，则诸脏之寒可以尽散。盖命门为十二经之主，主不亡，则心君必不为下殿之走；主不亡，则肝木必不为游魂之变；主不亡，则肺金必不为魄散之升；主不亡，则脾土必不为崩解之阨。惟命门既寒，而阳气为阴邪所逼，越出于肾外，则五脏之神不能独安，各随阳而俱遁矣。然则五脏为寒邪所犯，不必治五脏也，独温其命门，而五脏之寒可解。虽然，命门虽为五脏之主，而五脏气虚，大兵到处，扫荡群妖，苟无粮草，何以供命。此命门宜温，而五脏之气亦不可不补也。［批］五脏中寒，急温命门而阳回，亦扼要之法。方用荡阴救命汤：

人参一两 白术三两 熟地三钱 肉桂一钱 附子三钱 山茱萸二钱 茯神三钱 水煎服。

一剂而阳回，再剂而全愈。

何神速乃尔？盖寒入五脏，由命门之阳外出，一回其阳，而寒气无留于脏矣。方中以参、术为君，似乎止救心、脾二经；虽附子、肉桂与熟地、山茱同用，肾亦在所救之中，而肝、肺竟置之度外。何以能斩关直入，回阳于顷刻耶？不知五脏为寒邪所犯，大约犯肾之后，即便犯脾，而后犯心也，犯肝、肺者无多也。故专顾心肾与脾经，而肝肺已在其内。况人参同附子并用，无经不达，又宁有肺肝之不入者乎。而且补肝、补肺之药，无非收敛之剂，欲祛邪而使之出，不可留邪而使之入，倘用收敛之味以补肝肺，反掣人参、附子之手，不能迅于荡阴矣。此用药不杂，实有秘义也。且肾中水火原不相离，用桂、附大热之药以回阳，未免肾中干燥，与其回阳之后，又补肾水以济阳，何如于用火之时，而先为防微之为得哉。吾所以少用熟地、山茱于桂、附之中，以制火之横。且火得水而归源，水招火而入宅，故能奏既济之功，而无亢炎之失也。

此症用参术桂附加熟地汤亦妙。

人参 白术各一两 附子 肉桂各二钱 熟地五钱 水煎服。

辨证录卷之二

山阴陈士铎敬之甫号远公又号朱华子著述
会稽陶式玉尚白甫号存斋又号□□□参订

中风门（三则）

1. 人有入室向火，一边热而一边寒，遂致左颊出汗，偶尔出户，为贼风所袭，觉右颊拘急，口㖞于右，人以为中风之症也。而余以为非中风也，乃向火而火逼其热，以并于一边耳。若作风治，而中实无风。和其气血，而佐之以解火之味，则火平而㖞斜自正也。[批] 小病以全力注之，自易取效。虽是火逼逆热，亦由气血皆虚所致。故以归、芪为君，佐以升麻提右边清气上升，余用阳明辅之，自无不效者也。方用**和血息火汤**：

升麻一钱 当归五钱 黄芪三钱 防风三分 秦艽一钱 白芷五分 桂枝三分 天花粉二钱 甘草一钱 麦冬三钱 玄参五钱 水煎服。

一剂轻，二剂而㖞斜正矣。

方中以补血补气为先，而佐辅之药多用阳明之味者何也？盖阳明之脉起于鼻，交于頞中，循鼻外入上齿中，是两颊与齿正阳明之部位也。升麻、白芷乃阳明经药也，故用之以引入于齿、颊，而秦艽能开口噤；防风能散风邪；桂枝实表而固营卫，与归、芪、玄、麦同用，自善通经络而活脏腑，使真有风邪亦于何处存活，矧原无大风之犯，不过些小之风乎，自然效应如桴鼓也。

此症亦可用**偏解散**：

当归 炒栀子 生地各三钱 乌药 防风 白芷各三分 半夏一钱 黄芪 茯苓各一钱 白芍五钱 秦艽一钱 水煎服。

2. 人有久痢之后，一旦昏仆，手撒眼瞪，小便自遗，汗大出不止，喉作曳锯之声，人以为中风之症也，而余独以为不然。盖此病乃下多亡阴，阴虚而阳暴绝也。本不可救，然急灸其气海之穴，而阳气得续，亦有生者。虽然阳气回，而不用补气之药，阳气随回而随绝也。方用**独参汤**：

人参三两 附子三分 煎汤灌之，而人不死矣。

夫气海之穴，前与丹田相通，乃生气之原也，故灸之而阳回。非助之以人参，则气回于无何有之乡，而不能生生于无尽，徒为接续，又何益乎。此人参所以为夺命之药欤。

此症亦可用参术加桂汤：

人参二两 白术二两 肉桂一钱 水煎灌服。

3. 人有两手麻木而面亦麻者，人以为中风将现之症也，谁知乃气虚而不能运化夫血乎。夫头乃六阳之经，而面尤阳之外见也。气旺则阳旺，气衰则阳衰。阳旺则气行夫血，而面乃和；阳衰则气滞于血，而面乃木矣。面既木矣，而阳气之衰可知，何能运动于臂指间，毋怪两手十指尽麻也。治法宜补其气之虚，通其阳之闭。

［批］世无真中风，大约皆从气虚而中也。麻木者，中之兆也，不补虚而单防夫风中，鲜不气中矣。方用助阳通气汤。

人参三钱 白术五钱 黄芪五钱 防风五分 当归三钱 葳蕤五钱 广木香三分 附子二分 乌药二钱 麦冬二钱 茯苓三钱 天花粉二钱 水煎服。

连服二剂，而手之麻木解矣，再服二剂，而面之麻木亦解矣，更服二剂，不再发。

此方大补其气，气旺而血行，又何麻木之有。此症亦可用助气解麻汤。

人参三钱 白术 黄芪 麦冬各五钱 当归 荆芥各二钱 乌药八分 附子一分 柴胡八分 半夏一钱 水煎服。

痹证门（四则）

1. 人有两足牵连作痛，腹又微溏，人不能寐，卧倒足缩而不能伸，伸则愈痛者，人以为寒湿之成痹也，谁知是风寒湿同结于大肠乎。夫风入大肠，日日大便，邪似易下，即有湿气，亦可同散，何以固结于中，而痛形于两足耶？不知寒邪入腹，而留于大肠，又得风湿相搏，每不肯遽散，因成为痹耳。治法必去此风寒湿三气之邪，使不留于大肠，而痹病可愈。然而徒治大肠之邪，而风寒湿转难去也，又宜益大肠之气，令气旺于肠中，而转输倍速，则风寒湿亦易祛矣。［批］痹症最难治，得其要正不难也，信然。方用逐痹丹：

人参一钱 茯苓五钱 肉桂三分 升麻五分 甘草一钱 薏仁一两 神曲五分 白术五钱 水煎服。

一剂而湿去，二剂而风寒亦散也。

此方治湿为多，而治风治寒反轻者，盖水湿最难分消，治其难，而易者更易。况治湿之中，不伤元气，则大肠自有传化之妙力，能使风寒随湿而同解也。

此症亦可用薏仁苓术汤：

茯苓 白术各五钱 薏仁一两 肉桂三分 炒荆芥三钱 水煎服。

2.人有呕吐不宁，胸膈饱闷，吞酸作痛，因而两足亦痛者，人以为胃口之寒也，谁知是风寒湿结于胃而成痹乎。夫胃喜热而不喜寒，胃口一寒，邪气因之相犯，风入于胃而不散，湿停于胃而不行，三者相合，而痹症乃成。治法祛三者之邪，而仍在调其胃气，胃气健而风寒湿不攻自解也。［批］胃健而风寒湿俱不能侵，故补胃而三邪俱散也。方用六君子汤加减治之。

人参三钱 白术五钱 生姜五片 陈皮五分 甘草五分 肉桂五分 荆芥三钱 茯苓三钱 半夏一钱 水煎服。

一剂轻，二剂又轻，三剂更轻，连服十剂而饱闷酸痛之证尽去。

此方开胃而又善分消，加之生姜、荆芥，尤善祛散风寒，以离散党羽，故奏功特神也。

此症亦可用温胃消湿丹：

人参 黄芪 茯神 巴戟天各三钱 远志一钱 肉桂三分 肉豆蔻一枚 益智仁 甘草 防风各五分 水煎服。

3.人有心下畏寒作痛，惕惕善惊，懒于饮食，以手按之，如有水声咽咽，人以为水停心下也，谁知是风寒湿结于心包络乎。夫水邪犯心则痛，风邪乘心则痛，寒邪入心则痛，是邪无论风寒湿均能成病。重则未有不死者，今止畏寒作痛，而不致有死亡者，正心包以障心也。然心包既然障心，独当其锋，安得而不痛乎。治法自当急祛风寒湿三者之邪，使之毋犯心包，而心君相安，何致心下之痛哉。虽然徒祛风寒湿之邪，而不补心包之气，则心包太弱，而外援之师亦多相欺，反成覆亡之祸。故必补心包而兼治风寒湿也。方用散痹汤：

巴戟天五钱 白术五钱 菟丝子三钱 炒枣仁三钱 远志八分 山药五钱 莲子五钱 茯苓三钱 甘草三分 柴胡一钱 半夏一钱 水煎服。

一剂而惊止，二剂而胃气开，三剂而水声息，十剂而心下之痛安然也。

此方之药，似乎单治心也，然而心包为心之相臣，治心正所以治心包耳。譬如君主清明，而相臣供职惟谨，自能安反侧于顷刻也。此症可用巴戟天汤：

人参 白术 茯神 巴戟天 车前子各三钱 山药一两 半夏 肉桂各一钱 水煎服。

4.人有小便艰涩，道涩如淋，而下身生疼，时而升上有如疝气，人以为疝，或以为淋，而不知非也。盖风寒湿入于小肠之间，而成痹耳。夫小肠主泄水者也，水入小肠，何邪不去，乃缩住而不流，盖寒与风作祟也。治法必须散小肠之风寒，而湿气不难去也。然而治小肠，必宜治膀胱之为得，膀胱利而小肠无不利也。虽膀胱亦有痹症，而与小肠之痹正无差别，故治小肠之痹，必当以治膀胱者治之耳［批］风寒湿入于小肠而成痹，亦无人能识。方用攻痹散：

车前子三钱 茯苓三钱 薏仁一两 肉桂五分 木通二钱 白术五钱 王不留行一钱 水煎服。

一连数剂，而似淋者不淋，似疝者不疝，再服数剂，而痛如失也。

此方利湿而又不耗气，祛寒而风自散，所以为佳，何用逐风之品以损人伤脏腑哉。

此症可用寄奴汤：

白术一两 茯苓三钱 肉桂一钱 柴胡一钱 刘寄奴二钱 水煎服。

心痛门（四则）

1.人有久患心疼，时重时轻，大约饥则痛重，饱则痛轻，人以为寒气中心也，谁知是虫伤胃脘乎。盖心君宁静，客寒客热之气，皆不能到。倘寒气犯心，立刻死矣，安能久痛乎。凡痛久不愈者，皆邪犯心包与胃口耳。但邪犯胃与心包，暂痛而不常痛也，断无饥重而饱轻者。若虫蚀则觅食头上行，而无食以充其饥，则其身上撺，口啮胃脘之皮，则若心痛，而实非心痛也。不杀虫而但止其痛，痛何能止乎。

方用化虫定痛丹：

生地二两，水煎汁二碗，入白薇二钱，煎汁一碗，淘饭食之。

非吐物如虾蟆，必泻虫如守宫也。[批]虫蚀心痛，一杀虫而痛安。方中妙在不全去杀虫，又是补正之药，所以奇耳。大凡胃中湿热，人多生虫，饮食倍于寻常，皆易有虫，以此方投之，皆能取效，不止治心痛之虫也。盖生地杀虫于有形，而白薇杀虫于无形，合而用之，化虫最神。虫死而心痛自除，非生地、白薇之能定痛也。

此症用草根粥亦效。

楝树根一两 煎汤二碗，入甘草一钱，再煮粥一碗，顿食之，即止痛。

2.人有一时心痛，倏痛倏已，一日而十数遍者，饮食无碍，昼夜不安，人以为此虫也，而不知不然。夫虫痛必非一日而成，岂有无端而一时心痛乎。或曰此火也。夫火则终日痛，而必非时痛时止者。然则为何痛乎？非火、非虫，乃气虚而微感寒湿之邪，邪冲心包而作痛，邪不冲心包而即不痛，即古人所云去来痛也。痛无补法，而独去来痛，必须用补，不补虚而痛不能止。然徒用补药，而不加入祛寒祛痰之味，亦不能定痛也。[批]诸痛不可用补，惟去来痛是虚寒，必温补始愈。方用去来汤：

人参三钱 茯苓三钱 苍术三钱 白术五钱 甘草二钱 川乌二钱 半夏一钱 水煎服。

一剂而痛即止，再剂而痛不再发。

方中用二术为君主，最有佳意。盖痛虽由于气虚，毕竟湿气之侵心包也。二术去湿而又健脾胃之气，故用之以佐人参、茯苓补气以利湿，则湿去而气更旺也。气既旺矣，而川乌得直入心包，以祛逐其寒邪，半夏得行于中脘，而消其败浊之痰，甘草和缓，调停于邪正之间，以奏功于眉睫矣。

此症用苍乌参苓散亦甚效。

人参 草乌各二钱 茯苓 苍术各三钱 巴戟天一两 水煎服。一剂即止痛。

3.人有心痛之极，苦不欲生，彻夜呼号，涕泗滂沱者，人以为火邪作祟也。然致此火邪之犯心者，何故乎？盖因肝气之郁而不舒，木遂生火以犯心矣。夫肝木生心火者也，而何以反致克心，盖心属火，而火不可极，火极反致焚心，往往有自焚而死者。故心火太旺，火正为心之所恶，而又得肝木之助火，则心不能受，必呼号求救于四邻，自然涕泪交垂矣。且肝木之火又系郁火，正火顺而郁火逆，犹非心之所喜，故入心而心不受。然火势太旺，又不能遏抑，偏欲直入于心宫，而心包又掩护重重，未易焚烧，但肝木之郁火，乃木中之火，龙雷之火也，每从下而上冲，霹雳之威，震开天门，火光所至，焚林烧木，天地且为之动荡，何能止遏哉。此肝火之冲心，所以直受其害也。治法必泻肝木之火，更须解木气之郁，而少佐以安心之剂，则心痛自止。方用救痛安心汤：

白芍一两 炒栀子三钱 甘草一钱 柴胡二钱 贯仲二钱 乳香一钱 没药一钱 苍术三钱 水煎服。

一剂而痛定，再剂而全愈矣。

白芍、柴胡最解肝气之郁，栀子、贯仲最泻肝火之暴，乳香、没药最止脏腑之痛，而甘草、苍术和中消湿，辅佐得宜，故一剂而奏功也。

此症用栀香饮亦妙。

炒栀子 荆芥各三钱 茯苓五钱 甘草 乳香末 丹砂末 木香末各一钱 水煎调服。

一剂即止痛。

4.人有真正心痛，法在不救，然用药得宜，亦未尝不可生也。其症心痛不在胃脘之间，亦不在两胁之处，恰在心窝之中，如虫内咬，如蛇内钻，不特用饭不能，即饮水亦不可入，手足冰冷，面目青红者是也。夫真心痛，原有两症，一寒邪犯心，一火邪犯心也。寒犯心者，乃直中阴经之病，猝不及防，一时感之，立刻身死。死后必有手足尽紫黑者，甚则遍身俱青，多非药食能救，以至急而不遑救也。倘家存药饵，用人参一二两，附子三钱，急煎救之，可以望生，否则必死。若火犯心者，其势虽急而犹缓，可以远觅药饵，故不可不传方法，以救人也。余言前症，正火邪犯心也。但同是心疼，何以辨其一为寒而一为热？盖寒邪舌必滑，而热邪舌必燥耳。倘辨其为火热之心痛，即用救真汤投之。[批]辨寒辨热，鉴彻冰壶，何难活人哉。

炒栀子三钱 炙甘草一钱 白芍一两 广木香末二钱 石菖蒲一钱 水煎服。

一剂而痛止矣，不必更用二剂。

但痛止后必须忍饥一日，断不再发。或曰：既是真心痛，宜用黄连以直治心火，何以不治心而治肝耶？不知肝为心之母，泻肝木之气，则肝不助火而心气自平，泻肝木正善于泻心火也。倘直泻其心，则心必受伤，虽暂取效于一时，而脾胃不能仰给于心火，则生气遏抑，必至中脘虚寒，又变成他症矣。此黄连之所以不用，而反用栀子也。

胁痛门（三则）

1. 人有两胁作痛，终年累月而不愈者，或时而少愈，时而作痛，病来之时，身发寒热，不思饮食，人以为此肝经之病也。然肝经之所以成病，尚未知其故，大约得之气恼者为多。因一时拂抑，欲怒而不敢，一种不平之气，未得畅泄，肝气郁而胆气亦郁，不能取决于心中，而心中作热，外反变寒，寒热交蒸，则肝经之血停住于两胁而作痛矣。倘境遇顺适，则肝气少舒，其痛不甚。及夫听恶声，值逆境，又触动其从前之怒气，则前病顿兴，而痛更重矣。治法必须解其怒气，要在平肝。
[批] 胁痛多由肝，肝病则胆亦病，必然之理也。方用遣怒丹：

白芍二两 柴胡一钱 甘草一钱 乳香末一钱 广木香末一钱 白芥子三钱 桃仁十粒 生地三钱 枳壳三分 水煎服。

一剂痛轻，四剂痛止，十剂病除。

夫平肝之药，舍白芍实无第二味可代，世人不知其功效，不敢多用。孰知白芍必多用而后能取胜，用至二两，则其力倍于寻常，自能遍舒其肝气。况助以柴胡之疏泄，甘草之调剂，桃仁、白芥以攻其败瘀，乳香、广木以止其痛疼，安得不直捣中坚以解散其敌垒哉。

此症亦可用宣郁定痛汤：

白芍一两 川芎 当归 丹皮各三钱 柴胡二钱 甘草 白芥子 大黄 牛膝 炒栀子各一钱 水煎服。

二剂即安。

2. 人有横逆骤加，一时大怒，叫号骂詈，致两胁大痛而声哑者，人以为怒气伤肝矣。然而其人必素有火性者，此等肝脉必洪大而无伦次，眼珠必红，口必大渴呼水，舌必干燥而开裂，当急用平肝泻火之药，方能舒其暴怒之气。倘少迟药饵，或药饵不中其病，必触动其气，有吐血倾盆之患矣。急用平怒汤：

白芍三两 丹皮一两 当归一两 炒栀子五钱 荆芥炒黑，五钱 天花粉三钱 甘草一钱 香附三钱 水煎服。

一剂而气少舒，二剂而气大平，三剂痛如失，不必四剂也。

盖肝性最急，怒则其气不平，用芍药平其气也，甘草缓其急也。肝气既平而且缓，而后可散其气而泻其火矣。当归辛以散之也，荆芥引而散之也，栀子、丹皮凉以泻之也。然而徒散其火，而火为痰气所结，则散火而未能遽散，故又加香附以通其气，加花粉以消其痰。君臣佐使，无非解纷之妙药，怒气虽甚，有不知其解而解者矣。或疑药剂太重，凉药过多，讵知其人，素系有火，又加大怒，则五脏无非热气，苟不用大剂凉药，何以平其怒而解其火哉。［批］胁痛不平肝，总非治法。

此症用平怒散亦妙。

白芍一两 丹皮一两 当归五钱 炒栀子 牛膝各三钱 甘草 柴胡 广木香各一钱 枳壳八分 水煎服。

一剂轻，二剂愈。

3. 人有跌扑之后，两胁胀痛，手不可按，人以为瘀血之作祟也，用小柴胡汤加草龙胆、青皮等药而愈。次年而左胁复痛，仍以前药治之，不能取效。盖瘀血存于其中，积而不散，久而成痛也。夫小柴胡乃半表半里之药，最能入肝以舒木，而胁正肝之部位，宜乎取效而不效者，以小柴胡止能消有形之活血，而不能散有形之死血也。血活易于流动，行气而瘀滞可通，血死难于推移，行气而沉积不化，必用败血之药以下死血，而痛可除也。方用抵当丸，以水蛭、虻虫有形之毒物，庶易下有形之死血耳。服一剂，必便黑血而愈。愈后乃用四物汤加减而调理之。

熟地一两 白芍一两 丹皮三钱 川芎一钱 当归五钱 三七根末三钱 水煎服。［批］丹参去故血，生新血，似可兼用。

四物汤补血之剂也，既下死血，何以又补其血乎？不知血死既久，在肝经则肝血已无生气，若不补其血，则肝舍空虚，未必不因虚而成痛，惟补其血，则死血方去，而新血即生，肝气快乐，何至有再痛之虞乎。然则补血可也，又加三七根以止血者何居？恐水蛭、虻虫过于下血，万一死血行而活血随之而下，不徒补无益乎？所以于补中止之，得补之益，而无下之失，始奏万全之功也。［批］去死血以生新血，才是止痛之法。

此症亦可用散瘀汤：

水蛭炒黑色为末，一钱 当归五钱 丹皮 红花各五钱 甘草一钱 生地三钱 水煎服。

一剂即愈。

头痛门（二则）

1. 人有头痛连脑，双目赤红，如破如裂者，所谓真正头痛也。此病一时暴发，法在不救，盖邪入脑髓而不得出也。虽然邪在脑，不比邪犯心与犯五脏也，苟治之得法，亦有生者。[批]真头痛吾未尝见，脑为髓海，风不易入也。魏武之痛，真头痛也。我今传一奇方以救世，名为救脑汤：

辛夷三钱 川芎一两 细辛一钱 当归一两 蔓荆子二钱 水煎服。

一剂而痛即止。

细辛、蔓荆治头痛之药也。然不能直入于脑，得辛夷之导引则入之矣。但三味皆耗气之味，同川芎用之，虽亦得愈头痛，然而过于辛散，邪气散而真气亦散矣，故又加入当归之补气补血，则气血周通于一身，邪自不能独留于头上矣，有不顿愈者乎。

此症用护首汤亦效。

川芎五钱 当归一两 白芷 郁李仁 天花粉各三钱 蔓荆子一钱 水煎服。

一剂效。

2. 人有头痛如破，走来走去无一定位者，此饮酒之后，当风而卧，风邪乘酒气之出入而中之也。酒气既散，而风邪不去，遂留于太阳之经。太阳本上于头，而头为诸阳之首，阳邪与阳气相战，故往来于经络之间而作痛也。病既得之于酒，治法似宜兼治酒矣，不知用解酒之药必致转耗真气，而头痛愈不能效，不若直治风邪能奏效之速也。[批]饮酒得风，解酒为上，祛风次之。然而酒气最难解也，不若先祛风以救急耳，解酒缓图之可也。方用救破汤：

川芎一两 细辛一钱 白芷一钱 水煎服。

一剂而痛止，不必再剂也。

盖川芎最止头痛，非用细辛则不能直上于巅顶，非用白芷则不能尽解其邪气，而遍达于经络也。虽如藁本他药，未尝不可止痛，然而大伤元气，终逊川芎散中有补之为得也。

此症亦可用芷桂川芎汤：

川芎一两 白芷三钱 桂枝三分 水煎服。

一剂即止痛。

腹痛门（二则）

1. 人有腹痛欲死，手按之而更甚，此乃火痛也。但火痛不同，有胃火，有脾火，有大小肠火，有膀胱火，有肾火，不可不辨也。胃火者，必汗而渴，口中臭；脾火痛者，必走来走去，无一定之处也；大肠火者，大便必闭结，而肛门必干燥后重；小肠火者，小便必闭涩如淋；膀胱火者，小便闭涩而若急；肾火者，则强阳不倒，口不渴而面赤，水窍涩痛是也。既知火症分明，然后因症以治之，自然不差。
[批] 火不难治，难于不知何经之火也。今明示各经之火，用药不甚易乎。然而各立一方，未免过于纷纭。我有一方，可以共治有火之腹痛，方名导火汤。

玄参一两 生地五钱 车前子三钱 甘草一钱 泽泻二钱 水煎服。

连服二剂而诸痛皆可愈也。

夫火之有余，水之不足也。玄参、生地滋其阴，而阳火自降，况又益之车前、泽泻之滑利，甘草之调和，尤能导火解氛，化有事为无事。倘知为胃火而加石膏，知为脾火而加知母，知为大肠火而加地榆，小肠火而加黄连，知为膀胱火而加滑石，知为肾火而加黄柏，尤效之极也。

2. 人有终日腹痛，手按之而宽快，饮冷则痛剧，此寒痛也。不必分别脏腑，皆命门火衰，而寒邪留之也。盖命门为一身之主，命门寒而五脏七腑皆寒矣，故只宜温其命门之火为主。然命门之火不可独补，必须治兼脾胃。火土相合，而变化出焉。然又不可止治其土，盖土之仇者，肝木也，命门助土而肝木乘之，则脾胃之气，仍为肝制而不能发生，必须制肝，使木不克土，而后以火生之，则脾胃之寒邪既去，而阳气升腾，浊阴销亡于乌有，土木无战克之忧，而肠腹享安宁之乐矣。
[批] 补火必须补土，妙矣。又去制肝以益土，更妙于补火也。方用制肝益火汤：

白芍三钱 白术五钱 茯苓三钱 甘草一钱 肉桂一钱 肉豆蔻一枚 半夏一钱 人参三钱 水煎服。

一剂而痛减半，再剂而痛尽除也。

方中虽六君子加减，无非助其脾胃之阳气。然加入白芍，则能平肝木之气矣。又有肉桂以温命门之火，则火自生土，而肉豆蔻复自暖其脾胃，则寒邪不战而自走也。

此症亦可用消寒饮：

白术 人参各五钱 肉桂 肉豆蔻 甘草各一钱 水煎服。

一剂即止。

腰痛门（二则）

1.人有两腰重如带三千文，不能俯仰者。夫腰痛不同，此病因房劳力役，又感风湿而成。伤肾之症，治须补肾矣。然有补肾而腰愈痛者，其故何也？盖腰脐之气未通，风湿入于肾而不得出故也。法宜先利其腰脐之气，以祛风利湿，而后大补其肾中之水火，则腰轻而可以俯仰矣。方用轻腰汤：

白术一两 薏仁一两 茯苓五钱 防己五分 水煎服。

连服二剂而腰轻矣。

此方惟利湿而不治腰，又能利腰脐之气，一方而两治之也。然不可多服者，以肾宜补而不可泻，防己多用必至过泄肾邪。肾已无邪可祛，而反损正气，故宜用补肾之药，而前药不可再用矣。[批]利腰脐而痛自止，妙法也。方另用三圣汤：

杜仲一两 白术五钱 山茱萸四钱 水煎服。

此方补肾中之水火，而仍利其腰脐者，肾气有可通之路，则俯仰之间，无非至适也。

此症用术桂汤亦神。

白术三两 肉桂三分 水煎服。二剂全愈，不再发。

2.人有动则腰痛，自觉其中空虚无着者，乃肾虚腰痛也。夫肾分水火，未可以虚字一言了之。经谓诸痛皆属于火，独肾虚腰痛非火也。惟其无火，所以痛耳。治法似宜单补肾中之火，然而火非水不生，若徒补火而不补水，所谓无阴不能生阳，而痛不可遽止，必须于水中补火，水火既济，肾气足而痛自除，此即贞下起元之意也。[批]肾无火始能作痛，亦奇论也。方用补虚利腰汤：

熟地一两 杜仲五钱 破故纸一钱 白术五钱 水煎服。

连服四剂自愈。

熟地补肾水也，得白术则利腰脐，而熟地不腻，杜仲、破故纸补火以止腰痛者也，得熟地则润泽而不至干燥，调剂相宜，故取效最捷耳。

此症用实腰汤亦佳。

杜仲一两 白术二两 熟地一两 山茱萸四钱 肉桂一钱 水煎服。

十剂全愈。

辨证录卷之三

山阴陈士铎敬之甫号远公又号朱华子著述
会稽陶式玉尚白甫号存斋又号□□□参订

咽喉痛门（三则）

1. 人有感冒风寒，一时咽喉肿痛，其势甚急，变成双蛾者，其症痰涎稠浊，口渴呼饮，疼痛难当，甚则勺水不能入喉，此阳火壅阻于咽喉，视其势若重，而病实轻也。夫阳火者，太阳之火也。太阳之火，即膀胱之火也，与肾经之火为表里，膀胱火动，而肾经少阴之火即来相助，故直冲于咽喉之间，而肺脾胃三经之火，亦复相随而上升，于是借三经之痰涎，尽阻塞于咽喉，结成火毒，而不可解。治法似宜连数经治矣，然而其本，实始于太阳，泄膀胱之火，而诸经之火自安矣。但咽喉之地，近于肺，太阳既假道于肺经，而肺经险要之地，即狭路之战场也。安有舍战场要地，不解其围，而先捣其本国者乎。所贵有兼治之法也。方用破隘汤：

桔梗三钱 甘草二钱 柴胡一钱 白芍五钱 玄参三钱 麻黄一钱 天花粉三钱 山豆根一钱 水煎服。

一剂而咽喉宽，再剂而双蛾尽消矣。

方中散太阳之邪者居其二，散各经之邪居其五，尤加意于散肺之邪者，由近以散远也。

此症用散蛾汤亦神效。

射干 枳壳 苏叶 当归各一钱 甘草二钱 桔梗三钱 天花粉三钱 山豆根八分 麻黄五分 水煎服。

一剂即愈。

2. 人有生喉癣于咽门之间，以致喉咙疼痛者，其症必先作痒，面红耳热而不可忍，其后则咽唾之时，时觉干燥，必再加咽唾而后快，久则成形而作痛，变为杨梅之红瘰，或痛或痒而为癣矣。夫癣必有虫，咽喉之地，岂容生虫，世人往往得此病，恬不为意到不能治，而追悔于失治也，不其晚乎。此病因肾水之耗，以致肾火之冲，而肺金又燥，清肃之令不行，水火无既济之欢，金水有相形之势，两相战斗于关隘之间，致成此症。治法仍须补肾中之水，而益其肺气，以大滋其化源，兼用杀虫之味，以治其癣，庶几正固而邪散，而虫亦可以尽扫也。方用化癣神丹：

玄参一两 麦冬一两 五味子一钱 白薇一钱 鼠黏子一钱 百部三钱 甘草一钱 紫菀二钱 白芥子二钱 水煎服。

二剂而疼痛少痊，又服四剂，而癣中之虫尽死矣。

即不可仍用此方，另用润喉汤：

熟地一两 山茱萸四钱 麦冬一两 生地三钱 桑白皮三钱 甘草一钱 贝母一钱 薏仁五钱 水煎服。

连服十剂，而痒与痛俱除矣。

方中再加肉桂一钱，饥服冷服，实为善后之策，又万举而万全也。盖从前多用微寒之药，恐致脾胃受伤，加入肉桂以补火，则水得火而无冰冻之忧，土得火而有生发之乐，下焦热而上焦自寒也。

此症先用白薇汤十剂，后可用溉喉汤三十剂，亦能奏功。

白薇汤：

白薇二钱 麦冬三钱 款冬花 桔梗各三分 百部二分 贝母五分 生地三钱 甘草三分 水煎汤，漱口服。

日服一剂，服十剂虫死。

溉喉汤：

熟地二两 麦冬一两 甘草一钱 白薇五分 水煎服。

服一月全愈。

3. 人有生长膏粱，素耽饮酒，劳心过度，致咽喉臭痛，人以为肺气之伤，谁知是心火太盛，移热于肺乎。夫饮酒伤胃，胃气熏蒸，宜乎肺气之热矣，然而胃火熏肺，而胃土实生肺也。故饮酒尚不伤肺，惟劳心过度，则火起于心，而肺乃受刑矣。况胃火助之，则火性炎上，而咽喉乃成燔烧之路，自然唾涕稠粘，口舌干燥，气腥而臭，而痛症乃成矣。盖心主五臭，入肺而腥臭，又何疑乎。［批］克肺之理火助。方用解腥丹：

甘草二钱 桔梗二钱 麦冬五钱 桑白皮三钱 枯芩一钱 天门冬三钱 生地三钱 贝母五分 丹皮三钱 水煎服。

连服二剂而痛止，再服四剂而臭除。

此方治肺而兼治心，治心而兼治胃者也。因膏粱之人，其心肺之气血原虚，不滋益二经之气血，而但泻其火，则胃中之气血必伤，反增其火热之焰矣。今补肺以凉肺，补心以凉心，补胃以清胃，而火自退舍，不止咽喉之痛，而痛自定也。

此症用息炎汤亦可。

黄连 甘草 黄芩各一钱 麦冬五钱 天冬 生地 玄参各三钱 紫菀 天花粉 石膏各二

钱 竹叶三十片 陈皮三分 水煎服。

四剂愈。

牙齿痛门（二则）

1. 人有牙齿痛甚不可忍，涕泪俱出者，此乃脏腑之火旺，上行于牙齿而作痛也。治法不泻其火则不能取效。然火实不同，有虚火，有实火，大约虚火动于脏，实火起于腑。而实火之中，有心包之火，有胃火；虚火之中有肝火，有脾火，有肺火，有肾火。同一齿痛，何以别之？不知各经在齿牙之间，各有部位也。两门牙上下四齿，同属心包也；门牙旁上下四齿，属肝也；再上下四牙，乃胃也；再上下四牙，乃脾也；再上下四牙，乃肺也；再上下之牙，乃肾也。大牙亦属肾，肾经有三牙齿，多者贵。治病不论多寡，总以前数分治之多验。火既有如许之多，而治火之法，宜分经以治之矣。虽然，吾实有统治火之法，方用治牙仙丹：

玄参一两 生地一两 水煎服。

无论诸火，服之均效。察其为心包之火，加黄连五分；察其为肝经之火，加炒栀子二钱；察其为胃经之火，加石膏五钱；察其为脾经之火，加知母一钱；察其为肺经之火，加黄芩一钱；察其为肾经之火，加熟地一两。饮一剂而火轻，再剂而火散，四剂而平复如故矣。[批] 分经加药，不可不知。夫火既有虚实不同，何以一方而均治？不知火之有余，无非水之不足也。我滋其阴，则阴阳之火，无不相戢矣。况玄参尤能泻浮游之火，生地亦能止无根之焰，二味又泻中有补，故虚实咸宜，实治法之巧，而得其要者也。况又能辨各经之火，而加入各经之药，有不取效如神乎。或曰：火生于风，牙齿之疼，未有不兼风者，治火而不治风，恐非妙法。不知火旺则生风，未闻风大而生火，人身苟感风邪，则身必发热，断无风止人牙而独痛之理。况火病而用风药，反增其火热之势，是止痛而愈添其痛矣。或疑膀胱有火，肝经有火，心经有火，大小肠、三焦俱有火，何俱遗之而不言，不知脏病则腑亦病，腑病则脏亦病，治脏不必治腑，泻腑不必又泻脏，况膀胱、心与三焦、大小肠俱不入于齿牙，故略而不谈也。

此症外治亦可，用荜芫汤。

荜菱 芫花各二钱 水一碗，煎半盏，漱口即止痛。

内治用沙豆汤亦妙。

沙参一两 荆芥 丹皮各三钱 山豆根一钱 水煎服。

二剂即愈。

2. 人有多食肥甘，齿牙破损而作痛，如行来行去者，乃虫痛也。夫齿乃骨之余，其中最坚，何能藏虫乎？不知过食肥甘，则热气在胃，胃火日冲于口齿之间，而湿气乘之，湿热相搏而不散，乃虫生于牙矣。初则止生一二虫，久则蕃衍而多，于是蚀损其齿，遂致堕落。一齿既朽，又蚀余齿，往往有终身之苦者。此等之痛，必须外治，若用内治之药，未必杀虫，而脏腑先受伤矣。［批］虫痛宜外治，不宜内治。方用五灵至圣散：

五灵脂三钱，研绝细末 白薇三钱 细辛五分 骨碎补五分 各研为细末。

先用滚水含漱齿至净，然后用前药末五分，滚水调如稀糊，含漱齿半日，至气急吐出，如是者三次，痛止而虫亦死矣，断不再发。

盖齿痛原因虫也，五灵脂、白薇最杀虫于无形，加入细辛以散火，骨碎补以透骨，引五灵脂、白薇直进于骨内，则虫无可藏，尽行剿杀，虫死而痛自止也。

此症用破颜丹亦可外治，甚效。

丹砂三分 麝香半分 冰片一分 雄黄一钱 为细末，将末搽于痛处，口吐涎而痛立止。

内治亦可用安宁饮：

玄参 生地 麦冬各五钱 白薇一钱 骨碎补五钱 天门冬三钱 水煎服。

三剂亦愈。

口舌门（二则）

1. 有妇人产子，舌出不能收，人以为舌胀也，谁知是难产心惊之故乎。夫舌乃心之苗，心气安而舌安，心气病而舌病，产子而胞胎已破，子不能产，欲顾子而母命恐亡，欲全母而子命难保，其心中惊恐，自必异于常时，心气既动，心火必不宁矣。胎胞之系，原通于心，用力产子，而心为之惧，故子下而舌亦出也。舌出不收，心气过升之故，治法必须降气为主。古人有以恐胜之者，然舌出由于心惊，复因惊以增其恐，吾恐愈伤心气矣，虽舌骤收，未必不随收而随出也。故降气必须补心，而不可增其恐。方用助气镇心丹：

人参三钱 茯神二钱 菖蒲五分 朱砂一钱，不可火制 五味子一钱 水煎含漱，久之然后咽下。

一剂即收，二剂全愈。

此方用朱砂以镇心，又得人参以生气，气旺则火自归心，火归而焰息，舌亦随焰而自收矣，何必增其恐惧，而气始下哉。

此症亦可用敛舌神丹：

人参一两 五味子一钱 麦冬二钱 附子一片 菖蒲 良姜各三分 水煎含漱咽下，一剂即收。

2. 人有舌下牵强，手大指、次指不仁，两臂麻木，或大便闭结，或皮肤赤晕，人以为风热之病也，谁知是恼怒所致，因郁而成者乎。夫舌本属阳明胃经之土，而大肠之脉，散居舌下，舌下牵强，是阳明胃与大肠之病也。然非无因而至，因肝气不伸，木克胃土，则土虚而不能化食，遂失养于臂指经络之间，而麻木不仁之症生。臂指经络失养，何能外润于皮肤乎，此赤晕之所以起也。胃土受肝木之克，则胃气大燥，无血以资大肠，因热以生风，肠中秘结，益失其传导之职矣。治法必须通大肠而健胃，又必平肝以补血。[批] 此等症因郁而成者，宜用逍遥散。今用八珍汤者，加柴胡犹之舒郁。方用八珍汤加减治之。

人参一钱 当归五钱 白芍五钱 柴胡一钱 陈皮五分 甘草一钱 槐角一钱 白术一钱 熟地五钱 半夏五分 茯苓一钱 水煎服。

二剂轻，四剂又轻，十剂全愈。

八珍汤补气补血之方也，加入柴胡以舒肝，增入槐角以清火，肝之郁解，而胃之气自旺，胃气旺，而转输自畅矣。

此症用颐养汤亦妙：

当归一两 香附 茯神 丹皮 玄参各三钱 柏子仁 沙参 黄芩各二钱 远志五分 麦冬五钱 甘草一钱 水煎服。

四剂愈。

鼻渊门（二则）

1. 人有无端鼻流清水者，久则流涕，又久则流黄浊之物，如脓如髓，腥臭不堪闻者，流至十年，而人死矣。此病得之饮酒太过，临风而卧，风入胆中，胆之酒毒，不能外泄，遂移其热于脑中。夫脑之窍通于鼻，而胆之气，何以通于脑，而酒之气何以入于胆耶？凡善饮酒者，胆气自旺，且多叫号，故酒先入胆，而胆不胜酒，即不及化酒，而火毒存于其中矣。夫胆属木，最恶者寒风也，外寒相侵，则内热愈甚。胆属阳，而头亦属阳，胆移热而上走于头，脑在头之中，头无可藏热之处，故遇穴而即入。况胆与脑原是相通，脑之穴大过于胆，遂乐于相安居之，而不肯还入于胆矣。迨居脑既久，而动极思迁，又寻窍而出，乃顺趋于鼻矣。火毒浅而涕清，火毒深而涕浊，愈久愈流而愈重，后则涕无可流，并脑髓而尽出，欲不死而不可得矣。治法治其脑可也。然治其脑，必仍治其胆者，探源之治也。[批]胆能渗酒，喻嘉言曾言之，然未尝论及鼻渊之症。方用取渊汤：

辛夷二钱 当归二两 柴胡一钱 炒栀子三钱 玄参一两 贝母一钱 水煎服。

一剂涕减，再剂涕又减，三剂病全愈。

盖辛夷最能入胆，引当归以补脑之气，引玄参以解脑之火，加柴胡、栀子以舒胆中之郁热，则胆不来助火，而自受补气之益也。然不去止鼻中之涕者，清脑中之火，益脑中之气，正所以止之也。盖鼻中原无涕，遏抑上游出涕之源，何必截下流之水乎。此治法之神耳。或疑当归过于多用，不知脑髓尽出，不大补则脑之气不生。辛夷耗散之物，非可常用也，故乘其引导，大用当归以补脑添精，不必日后之再用。倘后日减去辛夷，即重用当归无益矣。此用药先后之机，又不可不识也。人疑当归之不可多用者，不过嫌其性滑，有妨于脾耳，谁知脑髓直流之人，必髓不能化精者也。精不能化，则精必少，精少则不能分布于大肠，必有干燥之苦，然则用当归以润之，正其所喜，何虑之有。

此症用探渊丹亦能奏功。

辛夷一钱 当归五钱 麦冬二两 茯苓三钱 黄芩二钱 白芍一两 天花粉三钱 生地五钱 桔梗二钱 水煎服。

四剂全愈。

2. 人有鼻流清涕，经年不愈，是肺气虚寒，非脑漏也。夫脑漏即鼻渊也，原有寒热二症，不止胆热而成之也。然同是鼻渊，而寒热何以分乎？盖涕臭者热也，涕清而不臭者寒也。热属实热，寒属虚寒。兹但流清涕而不腥臭，正虚寒之病也。热症宜用清凉之药，寒症宜用温和之剂，倘概用散而不用补，则损伤肺气，而肺金益寒，愈流清涕矣。方用温肺止流丹：

诃子一钱 甘草一钱 桔梗三钱 石首鱼脑骨五钱，煅过存性为末 荆芥五分

细辛五分 人参五分 水煎调服。

一剂即止流矣，不必再服也。

此方气味温和，自能暖肺，而性又带散，更能祛邪，故奏功如神。或谓石首脑骨，古人以治内热之鼻渊，是为寒物，何用之以治寒症之鼻渊耶？不知鼻渊实有寒热二症，而石首脑骨寒热二症皆能治之。但热症之涕通于脑，寒症之涕出于肺，我用群药，皆入肺之药也，无非温和之味，肺既寒凉，得温和而自解，复得石首脑骨佐之，以截脑中之路，则脑气不下陷，而肺气更闭矣。所以一剂而止流也。

耳痛门附耳聋（三则）

1. 人有双耳忽然肿痛，内流清水，久则变为脓血者，身发寒热，耳内如沸汤之响，或如蝉鸣，此少阳胆气不舒，而风邪乘之，火不得散，故生此病。法宜舒发胆气，而佐之祛风泻火之药则愈矣。然有治之而不效者何也？盖胆受风火之邪，烁干胆汁，徒用祛风泻火之汤，则胆汁愈干，胆火益炽，火借风威，愈肆焚烧，而耳病转甚矣。方用润胆汤：

白芍一两 当归一两 柴胡一钱 炒栀子二钱 玄参一两 天花粉三钱 菖蒲八分 水煎服。

一剂而痛轻，二剂而肿消，三剂而脓血止，四剂而寒热尽除，十剂而全痊也。

归、芍不特入胆，而且入肝也，胆病肝必病，平肝则胆亦平也。柴胡、栀子亦是舒肝之药，舒肝正所以舒胆，肝血自旺，而胆汁有不濡润者乎。邪风邪火，已有不治自散之机，乃加天花粉之逐痰，则风火无党。用菖蒲通耳中之窍，引玄参以退浮游之焰，自然风火渐祛，上焦清凉，而耳病随愈也。此症用止鸣丹亦效。

白芍五钱 柴胡二钱 炒栀子三钱 生地三钱 麦冬三钱 菖蒲五分 茯苓三钱 半夏五分 水煎服。数剂即愈。

2. 人有耳如针之触而生痛者，并无水生，止有声沸，皆云火邪作祟，不知乃肾水之耗也。夫肾开窍于耳，肾气不足则耳闭。然耳闭之前，必痛而后闭，何也？盖肾火冲之也，火冲而不得出，则火之路塞而不通，于是火不再走于耳而成聋矣。但火既上冲于耳，而火之路何以致塞？盖火邪上冲耳窍之内，如有物塞之状，故此等之病，必须速治，否则成聋而难治矣。[批] 老人耳聋，多是虚火作祟。补水之法，实治聋之法也。方用益水平火汤：

熟地一两 生地一两 麦冬一两 玄参一两 菖蒲一钱 水煎服。

一剂而痛止，二剂而响息，三剂而全愈，而耳不再聋也。四味乃补水之药，又能于水中泻火，且不损伤肾气，则肾火自降。菖蒲引肾气而上通，火得路而上达，又何有阻抑之虞乎。此等之病，老人最多。老人耳聋，虽高寿之征，似可不必施治。不知已成之聋不必治，未成之聋正不可不治也。此方治聋者尚有奇功，矧治未聋之耳，有不取效者哉。此症亦可用息沸汤：

熟地二两 山茱萸一两 麦冬五钱 北五味十粒 菖蒲一钱 远志五分 丹参三钱 水煎服。

十剂愈。

3. 人有耳痛之后，虽愈而耳鸣如故者，人以为风火犹在耳也，仍用祛风散火之药，而鸣且更甚，然以手按其耳，则其鸣少息，此乃阳虚而气闭也。法宜补阳气为主，而兼理其肝肾之虚，方用发阳通阴汤治之。[批]阳虚耳聋，亦宜补阴，才是万全治法。

人参二钱 茯苓三钱 白术二钱 黄芪三钱 肉桂五分 熟地五钱 当归二钱 白芍三钱 柴胡一钱 甘草五分 白芥子二钱 荆芥炒黑，一钱 水煎服。

一剂轻，二剂愈，不必三剂也。

此方即十全大补之变方也，治气血之虚者，实有相宜，兹何治阳虚而亦宜也。不知阳虚而阴未有不俱虚者，倘单补阳虚以助其阳，恐阳旺阴衰，转动其火，不若兼补其阴，则阴足以制阳，阴阳相济而彼此气通，蝉鸣之声顿除也。

此症可用开闭丹：

黄芪一两 当归五钱 肉桂 甘草各五分 菖蒲 远志 柴胡香附各一钱 天花粉二钱 水煎服。

二剂愈。

目痛门（二则）

1.人有目痛如刺触，两角多眵，羞明畏日，两胞浮肿，泪湿不已，此肝木风火作祟，而脾胃之气，不能升腾故耳。人生后天，以脾胃为主，脾胃一受肝木之制，则土气遏抑，津液干涸，于是木无所养而干枯，风又袭之，则木更加燥。眼目肝之窍也，肝中无非风火之气，而目欲清凉乎。惟是肝经既燥，而目偏生泪，何哉？盖肾气救之耳。肝为肾之子，肝子为风火之邪所困，燃眉之祸，必求救于肾母，而肾痛其子，必以水济之，然而风火未除，所济之水与风火相战，肾欲养木而不能，肝欲得水而不敢，于是目不得水之益，而反得水之损矣。然而水终为木之所喜，而火终为木之所畏，日为阳火，灯为阴火，故两忌之。治法自当以祛风灭火为先，然而徒治风火而不用和解之法，则风不易散，而火不易息也。方用息氛汤：

柴胡二钱 当归三钱 白芍三钱 天花粉二钱 白蒺藜三钱 蔓荆子一钱 甘菊花三钱 草决明一钱 炒栀子三钱 白茯苓三钱 水煎服。

二剂而火退，再服二剂而羞明畏日之症除，再服二剂，诸症尽愈也。

此方泻肝木之风火，而又善调脾胃之气，更佐之治目退翳之品，真和解得宜也。

此症柴荆饮亦妙。

柴胡 薄荷 荆芥 甘菊各一钱 甘草三分 茯苓三钱 白芍四钱 白蒺藜 草决明 炒栀

子各二钱 密蒙花 半夏各五分 水煎服。

四剂愈。

2. 人有目痛既久，终年累岁而红赤不除，致生胬肉扳睛，拳毛倒睫者，乃误治之故也。大凡目疾初痛，则为邪盛；目疾久痛，则为正虚。正虚而误以邪盛之法治之，则变为此症矣。世人不悟，动以外治，不知内病未瘥，而用外治之劫药，鲜不受其害者。我今特传一方，凡有胬肉攀睛，拳毛倒睫者，服之无不渐愈，但不能取效神速也。盖眼既经误治而成斯病，其由来者非一日，用药何能责其近功乎。[批] 外治有失，内治无失而有益也。方名磨翳丹：

蒺藜一斤 甘菊花一斤 当归一斤 白芍一斤 陈皮二两 柴胡三两 同州蒺藜一斤 白芥子四两 茯神半斤 各为末，蜜为丸。每日早晚白滚水送下各五钱。

服一料全愈。

此方用攻于补之中，不治风而风息，不治火而火亡，不治胬肉而胬肉自消，不去拳毛而拳毛自去，万勿视为平平无奇，而不知奇寓于平之中也。

此症用加减逍遥散亦佳。

白芍 当归各一两 甘草 白蒺藜 蒺仁各一钱 陈皮五分 茯苓三钱 甘菊三钱 柴胡 半夏各三分 水煎服。

三月愈。

血症门（四则）

1. 人有一时狂吐血者，未有不本之火者也。然血已吐出如倾盆，则火必变为虚火矣。实火可泻，而虚火断不可泻，况血已吐出，无血养身，而又用泻火之药，以重伤其胃气，毋论血不能骤生，而气亦不能遽转，往往有至气脱而死者。治法不可止血，而当活血，尤不可活血，而急当固气。盖气固则已失之血可以渐生，未失之血可以再旺耳。[批] 血脱益气虽本于前人，而实火变虚，实出于创说。方用固气生血汤：

黄芪一两 当归五钱 荆芥炒黑，二钱 水煎服。

一剂血止，再剂气旺，四剂血各归经，不致再吐矣。

此方即补血汤之变，全在荆芥引血归于气分之中，引气生于血分之内，气血之阴阳既交，则水火之阴阳自济，断不至脏腑经络再有拂逆，使血冲击而再呕也。盖有形之血不能速生，无形之气所宜急固，吐血不治血而治气，前人已有言之者，余不必再论也。大约此方，治初起呕狂血者，若吐血既久，尚宜斟酌。

此症用黄荆汤亦神。

生地四两 炒黑荆芥三钱 煎服血止。

2.人有久吐血而未止，或半月一吐，或一月一吐，或三月数吐，或终年频吐，虽未咳嗽，而吐痰不已，委困殊甚，此肾肝之吐也。夫吐血未必皆是肾肝之病，然吐血而多，经岁月未有不伤肾肝者。肾肝既伤，则水不能养肝，而肝木必燥，龙雷之火不能安于木中，必下克于脾胃，而脾胃寒虚，龙雷之火，乃逆冲于上，以欺肺金之弱，挟胃中之血，遂火旺而沸腾，随口而出矣。治法必肾、肝、肺三经统补之。方用三台救命汤：

熟地半斤 麦冬三两 丹皮二两 水煎二碗，一日服尽，不再吐。

熟地补肾以滋肝，麦冬清肺以制肝，丹皮去肝中浮游之火，又能引上焦之火以下归于肾脏，使血归经也。然非大用之，则火势燎原，何能止抑其炎炎之势，故必用重剂，则滂沱大雨，而遍野炎氛始能熄焰。至于火息血静，用地黄丸调理三年，乃延生之善计，愿人守服以当续命膏也。

此症用填精止血汤甚佳。

熟地二两 山茱萸四钱 麦冬五钱 北五味子一钱 炒黑荆芥三钱 白芍一两 水煎服。

十剂，血不再吐。

3.人有鼻中流血，经年经月而不止者，或愈或不愈，此虽较口中吐血者少轻，然而听其流血而不治，与治不得其法，皆能杀人。盖吐血犯胃，衄血犯肺，胃为浊道，肺为清道也。犯浊道，则五脏尽皆反覆；犯清道，则止肺经一脏之逆也。气逆则变症多端，故皆能杀人。治法宜调其肺气之逆，但肺逆成于肺经之火。夫肺属金，本无火也，肺经之火，仍是肾水之火，肺因心火之侵，肾水救母而致干涸，以肾火来助，乃火与火斗，而血遂妄行，从鼻而上越矣。然则调气之法，舍调肾无他法也，而调肾在于补水以制火。［批］大约血症俱宜顾肾，此治血所以皆宜补而不宜泻也。方用止衄汤：

生地一两 麦冬三两 玄参二两 水煎服。

一服即止。

麦冬直治其肺金之匮乏，生地、玄参以解其肾中遏抑之火。火退而气自顺，血自归经矣。倘畏此方之重而减轻，则火势炎炎，未易止遏，不能取效也。

此症用麦冬三七汤亦神。

麦冬三两 三七根三钱 水煎调服。

二剂即止。

4.人有齿缝出血者，其血之来，如一线之标，此乃肾火之沸腾也。夫齿属肾，肾热而齿亦热，肾虚而齿亦虚，肾欲出血而齿即出血矣。虽然齿若坚固，则肾即欲出血，无隙可乘，似乎必须治齿，然而徒治齿无益，仍须治肾，盖肾为本，而齿为末也。夫肾火乃龙雷之火，直奔于咽喉，血宜从口而出，何以入于齿耶？盖肾火走任、督之路而上趋于唇齿，无可出之路，乘齿缝有隙而出之。龙雷之火，其性最急，而齿缝之隙细小，不足以畅其所出，故激而标出如线也。方用六味地黄汤加麦冬、五味、骨碎补治之。

熟地一两 山药四钱 山茱萸四钱 丹皮五钱 泽泻三钱 茯苓三钱 麦冬五钱 五味子一钱 骨碎补一钱 水煎服。

一剂而血即止也。连服四剂，永不再发。

六味地黄汤大补肾中之真水，水足而火自降，火降而血不妄行矣。又虑徒补肾水，而水不易生，用麦冬、五味子以补其肺，从肾之化源而补之也。补肺而水尤易生，加入骨碎补透骨以补其漏，则血欲不止而不可得矣。

此症亦可用阖缝丹：

猴姜 人参 北五味 三七根末各一钱 甘草三分 各为细末，擦牙，含漱即止血。

止后用六味丸则不再发。

遍身骨痛门（二则）

1. 人有一身上下，由背至腰膝两胫，无不作痛，饮食知味，然不能起床，即起床席，而痛不可耐，仍复睡卧，必须捶敲按摩，否则其痛走来走去，在骨节空隙之处作楚，而不可忍，人以为此症乃痛风也。然痛风之症，多感于风湿，而风湿之感，多入于骨髓。风湿入于经络则易去，风湿入于骨髓则难祛，以骨髓属肾，肾可补而不可泻，祛风湿则伤肾，肾伤则邪欺正弱，将深居久住，而不肯遽出矣。虽然肾不可泻，而胃与大肠未尝不可泻也。泻胃与大肠之风湿，而肾之风湿自去。盖胃为肾之关，而大肠为肾之户也。[批]肾不可泻，泻胃与大肠，非泻肾也，而胜于泻肾。以肾之真气不损，而肾之邪气已出也。方用并祛丹：

黄芪一两 白术五钱 茯苓五钱 甘菊花三钱 炙甘草一钱 羌活五分 防风五分 水煎服。

一剂而痛减，二剂而痛除，三剂而痛全愈矣。

愈后，用八味地黄丸调理，永无再犯之患。论理，不治肾而治胃与大肠之风湿，去风宜用干葛也，去湿宜用猪苓也。有风有湿，必化为火，去火亦宜用石膏、知母也。然邪在骨髓，必须用气分之剂提出，在气分，使微寒之品与轻散之味以和解之，则邪易于速化。然后用补肾之药，补其肾中之水火，真水足而邪水不敢再入，真火足而邪火不能再侵也。

此症亦可用芪术两活汤：

人参 肉桂各三钱 白术 黄芪各一两 茯苓五钱 甘草一钱 羌活 独活各五分 水煎服。

四剂愈。

2.人有遍身疼痛，至腰以下不痛者，人亦以为痛风也，谁知乃火郁于上中二焦，不能散而成者也。若作风湿治之，全不能效，然而仅治其火，亦正徒然。盖火生于郁，则肝胆之气不宣，木必下克脾胃之土，而土气不升，则火亦难发，以致气血耗损，不能灌注于经络而作痛矣。[批] 风湿必在下部，今上身非风湿明矣。是极，治法宜如此。方用逍遥散加味治之。

柴胡二钱 白芍五钱 当归一两 甘草一钱 炒栀子三钱 陈皮一钱 茯苓三钱 白术二钱 羌活一钱 水煎服。

一剂而痛如失矣。

逍遥散专解肝胆之郁，栀子尤善于解郁中之火，肝胆之火既盛，则胆中之汁必干，肝中之血必燥，多加当归、芍药，更于平肝平胆之内而济之滋胆滋肝之味也。血足而气自流通，复加羌活以疏经络，自然火散而痛除耳。此症亦可用和肝消火散。

柴胡 栀子 丹皮 苍术 天花粉各二钱 白芍五钱 茯苓 生地各三钱 陈皮五分 川芎一钱 水煎服。

四剂全愈。

辨证录卷之四

山阴陈士铎敬之甫号远公又号朱华子著述
会稽陶式玉尚白甫号存斋又号□□□参订

五郁门（一则）

1. 人之郁病，妇女最多，而又苦最不能解，倘有困卧终日，痴痴不语，人以为呆病之将成也，谁知是思想结于心，中气郁而不舒乎。此等之症，欲全恃药饵，本非治法，然不恃药饵，听其自愈，亦非治法也。大约思想郁症，得喜可解，其次使之大怒，则亦可解。盖脾主思，思之太甚，则脾气闭塞而不开，必至见食则恶矣；喜则心火发越，火生胃土，而胃气大开。胃气既开，而脾气安得而闭乎？怒属肝木，木能克土，怒则气旺，气旺必能冲开脾气矣。脾气一开，易于消食，食消而所用饮馔必能化精以养身，亦何畏于郁乎！故见此等之症，必动之以怒，后引之以喜，而徐以药饵继之，实治法之善也。［批］喜能解郁，人易知；怒能解郁，罕知矣。远公阐发实精。方用解郁开结汤：

白芍一两 当归五钱 白芥子三钱 白术五钱 生枣仁三钱 甘草五分 神曲二钱 陈皮五分 薄荷一钱 丹皮三钱 玄参三钱 茯神二钱 水煎服。

十剂而结开，郁亦尽解也。

此方即逍遥散之变方，最善解郁。凡郁怒而不甚者，服此方无不心旷神怡，正不必动之以怒，引之以喜之多事耳。此症亦可用舒木汤加栀子一钱、神曲五分，殊效。方见前。

白芍 当归各三钱 川芎 荆芥 郁金 苍术各二钱 香附 车前子 猪苓 甘草各一钱 青皮五分 天花粉一钱 水煎服。①

---

① 本方组成据原书前文补。

咳嗽门（二则）

1.人有骤感风寒，一时咳嗽，鼻塞不通，嗽重痰必先清后浊，畏风畏寒，此风寒入于皮毛，肺经先受之也。夫肺之窍通于鼻，肺受风寒之邪，而鼻之窍不通者，阻隔肺金之气也。肺窍既不能通，而人身之火即不能流行于经络，而火乃入于肺，以助风寒之党矣。故初起咳嗽，必须先散风寒，而少佐散火之剂，不可重用寒凉以抑其火，亦不可多用燥热以助其邪，用和解之法为最妙，如甘桔汤、小柴胡汤是也。然而世人往往以小恙不急治者多矣，久则肺气虚而难愈，则补母、补子之道宜知也。补母者，补其脾胃也；补子者，补其肾水也。似乎宜分两治之法，以治久咳久嗽之症。而余实有兼治之方，既有利于子母，而复有益于咳嗽，毋论新久之嗽，皆可治之以取效也。方用善散汤：

麦冬三钱 苏叶二钱 茯苓三钱 玄参三钱 甘草一钱 黄芩八分 天门冬三钱 款冬花五分 贝母一钱 水煎服。

此方用麦冬、天门冬以安肺气，用茯苓、甘草以健脾胃之土，用玄参以润肾经之水，用苏叶、款冬花以解散其阴阳之风邪，又加黄芩以清其上焦之火，贝母以消其内膈之痰，斟酌咸宜，调剂皆当，故奏功取胜耳。

此症亦可用宁嗽丹。

苏叶 甘草 天花粉 天冬 款冬花各一钱 桔梗 生地各三钱 麦冬五钱 水煎服。

二剂愈。

2.人有风寒已散，而痰气未清，仍然咳嗽气逆，牵引腰腹，俯仰不利，人皆谓必须治痰之为亟矣。然而治痰而痰愈多、嗽愈急、咳愈重者，何也？盖治痰之标，而不治痰之本耳。痰之标在于肺，痰之本在于肾，不治肾而治肺，此痰之所以不能去，而咳嗽之所以不能愈也。人生饮食原宜化精而不化痰，惟肾气虚，则胃中饮食所化之津液欲入肾而肾不受，则上泛为痰矣。盖因胃中所化之津液无多，不足以济肺之干枯，而心火转来相夺，则津液不能滋肺，反化为痰涎而外越矣。然则治法，宜大补其肾水，使肾水汪洋，既能制心火之有余，更能济肺金之不足，心火不敢相夺，胃气又复相安，自然津液下润，肾经独受，化精而不化痰矣。[批] 阴虚咳嗽痨怯最多，非大补肾水，乌能济事，此篇方论救世不浅。方用：

熟地二两 麦冬二两 甘草一钱 柴胡一钱 白芍五钱 水煎服。

此方即子母两富汤加味者也。以熟地大滋其肾水，以麦冬大安其肺金，加芍药、柴胡、甘草以舒其肝胆之气，使其不来克脾胃之土，则脾胃之气易于升腾，上使救肺，而下可救肾，且邪亦易散，实有鬼神不测之妙也。

喘门（二则）

1.人有偶感风寒，一时动喘，气急抬肩，吐痰如涌，喉中作水鸡声，此外感非内伤也。倘误认内伤，少用补气之味，则气塞而不能言，痰结而不可息矣。治法宜用解表之味，然而纯补之药不可用，而清补之药未尝不可施也。[批]此治外感之喘，*而不可执之以治内伤之喘也*。方用平喘仙丹：

麦冬五钱 桔梗三钱 甘草二钱 半夏二钱 黄芩一钱 山豆根一钱 射干一钱 白薇一钱 乌药一钱 苏叶八分 茯苓三钱 水煎服。

一剂喘平，再剂全愈，不必三剂也。

盖外感之喘，乃风寒之邪，从风府而直入于肺，尽祛其痰而涌塞咽喉之间，看其病势似重，然较内伤之喘大轻也。平喘仙丹专消肺邪而不耗肺之正，顺肺气而不助肺之火，故下喉即庆安全也。

此症用止声汤甚神。

麻黄一钱 天门冬三钱 桔梗三钱 甘草 茯苓各二钱 山豆根八分 射干 陈皮 半夏 青黛各一钱 水煎服。

一剂愈。

2.人有痰气上冲于咽喉，气塞肺管作喘，而不能取息，其息不粗，而无抬肩之状者，此气虚而非气盛也，乃不足之症，不可作有余之火治之。人身之阴阳，原自相根，而阴阳中之水火，不可须臾离也。惟肾水太虚，而后肾火无制，始越出于肾宫，而关元之气不能挽回，直奔于肺而作喘矣。然而关元之气微，虽力不胜任，以挽回其将绝之元阳，而犹幸其一线之牵连也，则犹可救援于万一耳。方用定喘神奇丹：

人参二两 牛膝五钱 麦冬二两 北五味二钱 熟地二两 山茱萸四钱 作汤煎服。

一剂而喘少止，二剂而喘更轻，四剂而喘大定。

此方人参宜多用，不用至二两，则不能下达于气海关元，以生气于无何有之乡。非用牛膝不能下行，且牛膝能平胃肾之虚火，又能直补其下元之气也。麦冬益肺金，非多用则自顾不暇，何能生汪洋之水，以救燎原之炎耶！人喘则气散，非五味子何以能收敛乎？用熟地以益肾中之水也，肾水大足，自不去泄肺金之气，然非多加则阴不能骤生，而火不可以遽制。又益之以山茱萸，以赞襄熟地之不逮，自能水火既济，而气易还元也。[批]*此治虚喘之重者，病若少轻，药尚可少减。人参非多用不可，实为妙论。今人治不足之症，人参仅用钱分，则徒益上焦之气而不能达下，愈增其喘急，而反归怨于参，竟禁不用，以至危殆。举世无不皆然，良足深叹。此方妙在多用地黄，佐以牛*

膝，而使之归元，真神术也。然辨症在于息之不粗，更当审脉之虚实耳。

此症亦可用参熟桃苏汤。

人参 熟地各一两 破故纸五分 茯神 麦冬各五钱 胡桃一个 生姜 苏子各一钱 山萸 巴戟天各二钱 水煎服。

怔忡门（二则）

1. 人有得怔忡之症者，一遇拂情之事，或听逆耳之言，便觉心气怦怦上冲，有不能自主之势，似烦而非烦，似晕而非晕，人以为心虚之故也。然而心虚由于肝虚，肝虚则肺金必旺，以心弱不能制肺也。肺无火煅炼，则金必制木，肝不能生金，而心气益困。故补心必须补肝，而补肝尤宜制肺。然而肺不可制也，肺乃娇脏，用寒凉以制肺，必致伤损脾胃，肺虽制矣，而脾胃受寒，不能运化水谷，则肝又何所取资，而肾又何能滋益，所以肺不宜制而宜养也。[批]肺宜养不宜制，深得养肺之法。方用制忡汤治之。

人参五钱 白术五钱 白芍一两 当归一两 生枣仁一两 北五味一钱 麦冬五钱 贝母五分 竹沥十匙 水煎调服。

一剂而怔忡少定，二剂更安，十剂全愈。

此方不全去定心，而反去补肝以平木，则火不易动；补肺以养金，则木更能静矣。木气既静，则肝中生血，自能润心之液，而不助心之焰，怔忡不治而自愈矣。

此症用柏莲汤亦佳。

人参 麦冬 玄参各五钱 茯苓 柏子仁 丹皮各三钱 半夏 莲子心各一钱 生枣仁三钱 水煎服。

一剂安，十剂愈。

2. 人有得怔忡之症，日间少轻，至夜则重，欲思一睡熟而不可得者，人以为心虚之极也，谁知是肾气之乏乎。凡人夜卧则心气必下降于肾宫，惟肾水大耗，一如家贫，客至无力相延，客见主人之窘迫，自然不可久留，徘徊岐路，实乃彷徨耳。治法大补其肾中之精，则肾气充足矣。方用心肾两交汤：

熟地一两 山萸八钱 人参五钱 当归五钱 炒枣仁八钱 白芥子五钱 麦冬五钱 肉桂三分 黄连三分 水煎服。

一剂即熟睡，二剂而怔忡定，十剂全愈矣。

此方补肾之中仍益之补心之剂，似乎无专补之功，殊不知肾水既足，而心气若虚，恐有不相契合之虞。今心肾两有余资，主客分外加欢，相得益彰矣。况益之介绍如黄连、肉桂并投，则两相赞颂和美，有不赋胶漆之好者乎！

此症用交合汤亦效。

人参五钱 熟地二两 黄莲三分 肉桂五分 水煎服。

一剂即睡，十剂全安。

惊悸门（二则）

1. 人有闻声而动惊，心中怦怦，半日而后止者，人以为心中有痰也，乃用消痰之药治之不效，久则不必闻声而亦惊，且添悸病，心中常若有来捕者，是惊悸相连而至也。虽俱是心虚之症，而惊与悸实有不同。盖惊之病轻于悸，悸之病重于惊；惊从外来而动心，悸从内生而动心也。若怔忡，惊悸之渐也，故惊悸宜知轻重，一遇怔忡即宜防惊，一惊即宜防悸。然而惊悸虽分轻重，而虚则一也。[批] 惊悸分内外先后，亦无人道过也。方用安定汤：

黄芪一两 白术五钱 当归五钱 生枣仁五钱 远志三钱 茯神五钱 甘草一钱 熟地一两 半夏二钱 麦冬五钱 柏子仁三钱 玄参三钱 水煎服。

一剂而惊悸轻，再剂更轻，十剂全愈。

夫神魂不定而惊生，神魂不安而悸起，皆心肝二部之血虚也。血虚则神无所归，魂无所主，今用生血之剂，以大补其心肝，则心肝有血以相养，神魂何至有惊悸哉！倘此等之药，用之骤效，未几而仍然惊悸者，此心肝大虚之故也，改煎药为丸。方用镇神丹：

人参四两 当归三两 白术五两 生枣仁三两 远志二两 生地三两 熟地八两 白芥子一两 茯苓三两 柏子仁一两 龙骨一两醋焠用 虎睛一对 陈皮三钱 麦冬三两 各为末，蜜为丸。每日白滚水送下，早晚各五钱，一料全愈。

此方较前方更奇而有神，方中用龙虎二味实有妙义。龙能定惊，虎能止悸，入之补心补肾之中，使心肾交通，而神魂自定也。

此症用镇心丹亦效。

人参 白芍各一两 丹砂一钱 铁落一钱 天花粉一钱 山药五钱 远志二钱 生枣仁五钱 茯苓三钱 水煎服。

十剂全愈。

2. 人有先惊而后悸，亦有先悸而后惊，似乎不同，而不知非有异也，不过轻重之殊耳。但惊有出于暂，而不出于常，悸有成于暗，而不成于明者，似乎常暂明暗之不同。然而暂惊轻于常惊，明悸重于暗悸。吾定一方，合惊悸而治之，名为两静汤。

人参一两 生枣仁二两 菖蒲一钱 白芥子三钱 丹砂三钱 巴戟天一两 水煎服。

连服四剂，惊者不惊，而悸者不悸也。

此方多用生枣仁以安其心，用人参、巴戟天以通心肾。心肾两交，则心气通于肾，而夜能安；肾气通于心，而日亦安也。心肾交而昼夜安，即可久之道也。

此症用镇心丹亦可同治。

虚烦门（二则）

1.人有遇事或多言而烦心生，常若胸中扰攘纷纭而嘈杂，此阴阳偏胜之故，火有余而水不足也。或谓心热则火动而生烦，胆寒则血少而厌烦矣。不知虚烦实本于心热，胆则未曾寒也。夫胆则最喜热而恶寒，世人云胆寒则怯者，正言胆之不可寒也。胆寒既怯，何敢犯火热之心，可见虚烦是心火之热，非胆木之寒矣。古人用温胆汤以治虚烦，而烦转盛者，正误认胆寒也。治法宜于补心之中，而用清心之味。
[批] 虚烦在心热，非关于胆，论得是。方名解烦益心汤：

人参二钱 黄连一钱 生枣仁三钱 白术一钱 茯神三钱 当归三钱 玄参五钱 甘草三分 枳壳五分 天花粉二钱 水煎服。

一剂烦止，再剂烦除矣。

此方纯是入心之药，清火而加入消痰之药者，有火必有痰也。痰火散而烦自释矣，况又有补心之剂，同君并济哉！此症用玄冬汤亦甚神。

玄参 麦冬各二两 水煎服。

一剂而心安，二剂全愈。

2.人有年老患虚烦不寐，大便不通，常有一裹热气，自脐下直冲于心，便觉昏乱欲绝，人以为火气之冲心也，谁知是肾水之大亏乎。夫心中之液，实肾内之精也。心火畏肾水之克，乃假克也；心火喜肾水之生，乃真生也。心得肾之交，而心乃生；心失肾之通，而心乃死。虚烦者，正死心之渐也。惟是肾既上通于心，何以脐下之气上冲而心烦？不知肾之交于心者，乃肾水之交，而非肾火之交也。肾水交于心，而成既济之泰；肾火交于心，而成未济之否。故既济而心安，未济而心烦耳。老人孤阳无水，热气上冲，乃肾火冲心也。火之有余，实水之不足，治法大补肾中之水，则水足以制火，火不上冲而烦自止矣。方用六味地黄汤加品治之。

熟地一两 山茱萸五钱 山药四钱 茯苓三钱 丹皮五钱 泽泻二钱 白芍五钱 麦冬五钱 炒枣仁五钱 北五味一钱 柴胡五分 甘菊三钱 水煎服。

二剂而烦却，四剂而大便通，二十剂不再发。

六味丸汤所以滋肾水之涸也，麦冬、五味滋其化源，柴胡以平肝，肝平而相火无党，不至引动包络之火，又得枣仁、甘菊相制，则心气自舒，而复有肾水交通，有润之乐而无燥之苦，岂尚有虚烦之动乎！

此症用济心丹亦效。

熟地二两 麦冬 玄参 生枣仁各五钱 丹皮 地骨皮 柏子仁 菟丝子 巴戟天各三钱 水煎服。

十剂全愈。

不寐门（一则）

1.人有昼夜不能寐，心甚躁烦，此心肾不交也。盖日不能寐者，乃肾不交于心；夜不能寐者，乃心不交于肾也。今日夜俱不寐，乃心肾两不相交耳。夫心肾之所以不交者，心过于热，而肾过于寒也。心原属火，过于热则火炎于上，而不能下交于肾；肾原属水，过于寒则水沉于下，而不能上交于心矣。然则治法，使心之热者不热，肾之寒者不寒，两相引而自两相合也。方用上下两济丹：

人参五钱 熟地一两 白术五钱 山茱萸三钱 肉桂五分 黄连五分 水煎服。

一剂即寐。

盖黄连凉心，肉桂温肾，二物同用，原能交心肾于顷刻。然无补药以辅之，未免热者有太燥之虞，而寒者有过凉之惧。得熟地、人参、白术、山萸以相益，则交接之时，既无刻削之苦，自有欢愉之庆。然非多用之，则势单力薄，不足以投其所好，而餍其所取，恐暂效而不能久效耳。

此症用芡莲丹亦佳。

人参 茯苓 玄参 熟地 生地 莲子心 山药 芡实各三钱 甘草一钱 水煎服。

四剂安。

健忘门（二则）

1.人有老年而健忘者，近事多不记忆，虽人述其前事，犹若茫然，此真健忘之极也，人以为心血之涸，谁知是肾水之竭乎。夫心属火、肾属水，水火似乎相克，其实相克而妙在相生，心必藉肾以相通，火必得水而既济。如止益心中之血，而不去填肾中之精，则血虽骤生，而精仍长涸，但能救一时之善忘，而不能冀长年之不忘也。治法必须补心，而兼补肾，使肾水不干，自然上通于心而生液。然而老年之人，乃阴尽之时，补阴而精不易生，非但药品宜重，而单恃煎汤，恐有一时难以取胜之忧，服汤剂之后，以丸药继之，始获永远之效也。[批] 老人健忘，自然是心肾之不足，汤补心而丸补肾，两得之道也。方名**生慧汤**：

熟地一两 山茱萸四钱 远志二钱 生枣仁五钱 柏子仁去油，五钱 茯神三钱 人参三钱 菖蒲五分 白芥子二钱 水煎服。

连服一月，自然不忘矣。

此方心肾兼补，上下相资，实治健忘之圣药，苟能日用一剂，不特却忘，并有延龄之庆矣。

然而人必苦服药也，则丸方又不可不传耳。方名**扶老丸**：

人参三两 白术三两 茯神二两 黄芪三两 当归三两 熟地半斤 山茱萸四两 玄参三两 菖蒲五钱 柏子仁三两 生枣仁四两 麦冬三两 龙齿三钱 白芥子一两 各为细末，蜜为丸，丹砂为衣。

每日晚间白滚水吞下三钱，久服断不健忘。

此方老少人俱可服，而老年人尤宜。盖补肾之味多于补心，精足而心之液生，液生而心之窍启，窍启而心之神清，何至昏昧而善忘哉。

此症亦可用**强记汤**：

熟地 麦冬 生枣仁各一两 远志二钱 水煎服。

二十剂不忘矣。

2. 人有壮年而健忘者，必得之伤寒大病之后，或酒色过度之人，此等之病，视若寻常，而本实先匮，最为可畏。世人往往轻之而不以为重，久则他病生焉，变迁异症而死者多矣。予实悯之，故又论及此。此种健忘，乃五脏俱伤之病，不止心肾二经之伤也。若徒治心肾，恐胃气甚弱，则虚不受补，甚为可虑。必须加意强胃，使胃强不弱，始能分布精液于心肾耳。[批] 健胃以补心肾二经，始得受益。方用**生气汤**：

人参二钱 白术一钱 茯苓三钱 远志八分 炒枣仁二钱 熟地五钱 山茱萸二钱 甘草三分 神曲三分 半夏三分 麦冬一钱 肉桂三分 菖蒲三分 芡实三钱 广木香一分 水煎服。

四剂而胃口开，十剂而善忘少矣，连服三十剂全愈。

此方药味多而分两轻者，以病乃久虚之症，大剂恐有阻滞之忧，味少恐无调剂之益，所以图攻于缓，而奏效于远也。扶助胃气，而仍加意于补心肾二经，则五脏未尝不同补也。有益无损，殆此方之谓欤。

此症亦可用强记汤加人参三钱^①治之。

癫痫门（二则）

1. 人有素常发癫，久而不效，口中喃喃不已，时时忽忽不知，时而叫骂，时而歌唱，吐痰如蜒蚰之涎，人皆谓痰病也。然以消痰化涎之药与之，多不效。盖此症乃胃中少有微热而气又甚衰，故症有似于狂而非狂也，有似于痫而非痫也。治法宜补胃气，而微用清火之药，可以奏功。然而胃土之衰由于心火之弱，胃火之盛由于心火之微，未可徒补胃土而清胃火也。方用助心平胃汤：

人参五钱 茯神一两 贝母三钱 神曲一钱 肉桂三分 甘草一钱 甘菊三钱 菖蒲一钱 生枣仁五钱 水煎服。

一剂而癫止半，再剂而癫尽除也。

此方补胃气以生心气，助心火而平胃火。故心既无伤，而胃又有益，不必治癫而癫自止矣。

此症用天半神丹亦神效。

巴戟天三两 半夏三钱水煎服。

一剂即止癫，十剂不再发。

2. 小儿易于发癫痫者，虽因饮食失宜，亦由母腹之中先受惊恐之气也。故一遇可惊之事，便跌仆吐涎，口作猪羊之声。世医谓是猪羊之癫，用祛痰搜风之药而益甚，绝不悟其先天之亏损，而大补其命门、膻中之火，所以愈不能见效也。治法宜补其脾胃之土，而更补命门之火以生脾；复补膻中之火以生胃，不必治痰而痰自消化矣。

[批] 癫痫成于多痰，而痰多成于胃寒与脾寒也，温二经自然奏功。方用四君子汤加减。

人参一钱 茯苓三钱 白术二钱 甘草一分 附子一片 半夏八分 白薇三分 水煎服。

一剂即止惊，而痫亦即愈。

四君子汤原是补脾胃之圣药，脾胃健而惊风自收，原不必用镇定之药以止之也。况加附子无经不达，而更能直补命门膻中之火，以生脾胃二经之土，则土更易旺，而痰更易消，益之半夏以逐其败浊，白薇以收其神魂，安得而癫哉。

此症用温养汤亦妙。

人参二钱 白术三钱 肉桂五分 半夏八分 干姜五分 水煎服。

一剂止，四剂全愈。

---

① 方见本门前一则。

狂病门（二则）

1.人有热极发狂，登高而呼，弃衣而走，气喘发汗如雨，此阳明胃经之火也。夫阳明之火何以能使人登高而呼乎？盖火性炎上，内火炽胜，则身自飞扬矣。热郁于胸，得呼则气泄矣。衣所以蔽体者也，内热既盛，衣之覆体，不啻如焚，弃之则快，又何顾焉。火刑肺金，自然大喘。喘极而肺金受伤，不能自卫夫皮毛，腠理开泄，阴不摄阳，逼其汁而外出，有不可止遏之势。汗既尽出，心无所养，神将飞越，安得而不发狂乎？〔批〕狂病多火，但宜分旺极与不旺极耳。方用加味白虎汤救之。

人参二两 石膏三两 知母五钱 茯苓五钱 麦冬三两 甘草一钱 半夏三钱 竹叶二百片 糯米一撮 水煎服。

一剂而狂定，再剂而热止矣，不可用三剂也。

此症非用白虎汤以急救胃火，则肾水立时熬干，身成黑炭矣。然而火势燎原，非杯水可救，必得滂沱大雨，则满山遍野之焰，始能尽行扑灭也。

此症用坎水汤亦效。

石膏一两 玄参二两 甘草一钱 天花粉三钱 炒栀子三钱 车前子二钱 水煎服。

一剂狂定，再剂全愈。

2.人有火起发狂，腹满不得卧，面赤心热，妄见妄言，如见鬼状，此亦阳明胃火之盛也。然胃火是阳症，而妄见妄言如见鬼状，又是阴症，何也？阳明之火盛，由于心包之火盛也。阳明属阳，而心包属阴，心包与阳明之火，一齐并动，故腹满而不得卧。倘仅有胃火之动，而心包之火不动，虽口渴腹满，而尚可卧也。唯心包助胃火而齐动，遂至心神外越，而阴气乘之，若有所见，因而妄有所言，如见鬼而实非真有鬼也。治法仍宜泻胃之火，而不必泻心包之火。盖胃为心包之子，心包为胃之母也。母盛而子始旺，然子衰而母亦弱耳，泻胃火非即泻心包之火乎。方用泻子汤：

玄参三两 甘菊花一两 知母三钱 天花粉三钱 水煎服。

一剂而胃火平，二剂而心包火亦平矣。

二火既平，而狂病自愈。论理此症可用白虎汤，予嫌白虎汤过于峻削，故改用泻子汤。以此症心包属阴，用白虎汤以泻阳，毕竟有伤阴气，不若泻子汤，既泻其阳，而又无损其阴之为愈也。或曰：母盛而子始旺，泻心包之火可也，何以泻胃子之火耶！不知五脏六腑之火最烈者胃火也，胃火一炽，将肾水立时烁干，故必须先救胃火，胃火息而心包之火亦息矣。倘先泻心包之火，而寒凉之药不能先入心包，必由胃而后入，假道灭虢，不反动胃火之怒乎！不若直泻胃火，既能制阳，又能制阴，两有所得也。〔批〕泻子汤终不及白虎汤之迅速，然能多用，其功效又胜于白虎，余试之而极验，故特表出之。

此症用二石汤亦神。

人参五钱 石膏五钱 寒水石二钱 茯苓三钱 半夏二钱 丹皮五钱 水煎服。

一剂狂定，二剂全愈。

呆病门（二则）

1. 人有终日不言不语，不饮不食，忽笑忽歌，忽愁忽哭，与之美馔则不受，与之粪秽则无辞，与之衣不服，与之草木之叶则反喜，人以为此呆病，不必治也。然而呆病之成，必有其因，大约其始也，起于肝气之郁；其终也，由于胃气之衰。肝郁则木克土，而痰不能化，胃衰则土制水，而痰不能消，于是痰积于胸中，盘据于心外，使神明不清，而成呆病矣。治法开郁逐痰，健胃通气，则心地光明，呆景尽散也。方用洗心汤：

人参一两 茯神一两 半夏五钱 陈皮三钱 神曲三钱 甘草一钱 附子一钱 菖蒲一钱生枣仁一两 水煎半碗灌之，必熟睡，听其自醒，切不可惊醒，反至难愈也。

此等病，似乎有祟凭之，然而实无祟也。即或有祟，不可治邪，补正而邪自退。盖邪气之实，亦因正气之虚而入之也。此方补其正气，而绝不去祛邪，故能一剂而奏效，再剂而全愈。或谓此病既是正虚无邪，何以方中用半夏、陈皮如是之多乎？不知正虚必然生痰，不祛痰则正气难补，补正气而因之祛邪，是消痰仍是补正也。虽然痰消而正气旺，是痰即邪也。补正而佐以攻痰，引祛痰之药直入于心宫，以扫荡其邪，邪见正气之旺，安得不消灭于无踪哉。或又谓呆病既成于郁，不解郁而单补正以攻痰，何以能奏功如此？不知呆病之来，其始虽成于郁，然郁之既久而成呆，其从前之郁气，久则尽亡之矣。故但补胃气以生心气，不必又始肝气以舒郁气也。

此症用还神至圣汤亦神。

人参一两 白术二两 茯神 生枣仁各五钱 广木香 天南星 荆芥各三钱 甘草 良姜附子 枳壳各一钱 菖蒲五分 水煎灌之，听其自卧，醒来前症如失。

2. 人有呆病终日闭户独居，口中喃喃，多不可解，将自己衣服用针线密缝，与之饮食，时用时不用，尝数日不食，而不呼饥，见炭最喜食之，谓是必死之症，尚有可生之机也。夫呆病而至于喜粪，尚为可救。岂呆病食炭，反忍弃之乎？盖喜粪乃胃气之衰，而食炭乃肝气之燥。凡饮食之类，必入于胃，而后化为糟粕，是粪乃糟粕之余也。糟粕宜为胃之所不喜，何以呆病而转喜之乎？不知胃病则气降而不升，于是不喜升而反喜降，糟粕正胃中所降之物也。见粪而喜者，喜其同类之物也。然而呆病见粪则喜，未尝见粪则食也。若至于食粪，则不可治矣，以其胃气太降于至极耳。夫炭乃木之烬也，呆病成于郁，郁病必伤肝木，肝木火焚以伤心，则木为心火所克，肝中之血尽燥，而木为焦枯之木矣。见炭而喜食者，喜其同类而食之，思救其肝木之燥耳。然而可生之机，全在食炭。夫炭本无滋味，今食之而如饴，是胃气之未绝也。治其胃气，而祛其痰涎，则呆病可愈也。方用**转呆丹**：

人参一两 白芍三两 当归一两 半夏一两 柴胡八钱 生枣仁一两 附子一钱 菖蒲一两 神曲五钱 茯神一两 天花粉三钱 柏子仁五钱 水十碗，煎一碗，使强有力者，抱住其身，另用二人执拿其两手，以一人托住其下颌，一人将羊角去尖，插其口灌之。倘不肯服，不妨以杖击之，使动怒气，而后灌之，服后必然骂詈，少顷必倦而卧，听其自醒，切不可惊动，自醒则全愈，否则止可半愈也。

此方大补其心肝之气血，加之祛痰开窍之药，则肝中枯竭得滋润而自甦，心内寡弱，得补助而自旺，于是心气既清，肝气能运，力能祛逐痰涎，随十二经络而尽通之，何呆病而不可愈哉！倘或惊之使醒，则气血不得尽通，而经络不得尽转，所以止可半愈也。然能再服此汤，亦未有不全愈者矣。

此症用**甦心汤**亦神效。

白芍 当归各三两 人参 茯苓各一两 半夏 炒栀子 柴胡各三钱 附子三分 生枣仁五钱 吴茱萸 黄连各五分 水十碗，煎一碗灌之，听其自醒，醒来病如失。

呃逆门（一则）

1. 人有忽然呃逆不止，为是寒气相感，谁知是气逆而寒入之也。然气之所以不顺，乃气之不足也。盖丹田之气足，则气守于下焦而气顺，丹田之气不足，则气奔于上焦而气逆矣。呃逆虽是小症，然治之不得法，往往有变成危症，而不可救，正徒散其寒而不补其气也。治法宜大补其丹田之气，而少佐之以祛寒之药。则气旺而可以接续，寒祛而足以升提，故不必止呃逆，而呃逆遂自止也。方用**定呃汤**：

人参三钱 白术五钱 丁香五分 陈皮五分 茯苓五钱 沉香末一钱 牛膝一钱 水煎服。

一剂而呃逆止矣。

参、苓、白术纯是补气回阳之药，丁香祛寒，沉香、牛膝降入丹田以止其逆，逆气既回，而呃声自定。孰谓补气之药，非即转气之汤哉！

此症用**加味六君子汤**亦妙。

人参 半夏 苏叶各一钱 白术 茯苓各三钱 陈皮五分 甘草三分 丁香二分 水煎服。

一剂即止呃，二剂全愈。

辨证录卷之五

山阴陈士铎敬之甫号远公又号朱华子著述
会稽陶式玉尚白甫号存斋又号□□□参订

关格门（一则）

1.人有病关格者，食至胃而吐，欲大小便而不能出，眼睛红赤，目珠暴露，两胁胀满，气逆拂抑，求一通气而不可得，世以为胃气之太盛，而不知乃肝气之过郁耳。夫关格之症，宜分上下，一上格而不得下，一下关而不得出也。今上既不得入，而下又不得出，是真正关格，死生危急之症也。治之原有吐法，上吐则下气可通。今不必用吐药而先已自吐，是用吐药无益矣。若用下导之法，则上既无饮食下胃，而大肠空虚，即用导药，止可出大肠之糟粕硬屎，而不能通小肠膀胱之气，是导之亦无益也。必须仍用煎药和解为宜，但不可遽然多服，须渐渐饮之，初不受而后自受矣。方用开门散：

白芍五钱 白术五钱 茯苓三钱 陈皮一钱 当归五钱 柴胡三钱 苏叶一钱 牛膝三钱 车前子三钱 炒栀子三钱 天花粉三钱 水煎一碗，缓缓呷之。

一剂而受矣。一受而上关开，再剂而下格亦通。［批］开门散乃解郁之神剂。

此方直走肝经以解郁，郁解而关格自痊，所谓扼要争奇也。倘用香燥之药，以耗胃气，适足以坚其关门而动其格据矣。

此症用通关散亦效。

白芍五钱 茯苓三钱 甘草 枳壳 神曲各三分 白豆蔻一枚 川芎二钱 生姜汁半合 柴胡一钱 水煎服。

一剂即开，二剂愈。愈后须用补肾之剂。

中满门（一则）

1.人有饮食之后，胸中倒饱，人以为多食而不能消，用香砂枳实等丸消导之，似觉少快，已而又饱，又用前药，久久不已，遂成中满之症。腹渐高硕，脐渐突出，肢体渐浮胀，又以为臌胀，用牵牛、甘遂之药，以逐其水。内原无水湿之邪，水未见出，而正气益虚，胀满更急，又疑前药不胜，复加大黄、巴豆之类下之。仍然未愈，又疑为风邪固结于经络，用龙胆、茵陈、防风、荆芥之类，纷然杂投，不至于死不已，犹然开鬼门、泄净府，持论纷纭，各执己见，皆操刀下石之徒也。谁知中满之症，实由于脾土之衰，而脾气之衰，又由于肾火之寒也。倘用温补之药，早健其脾气，何至如此之极哉。方用温土汤：

人参一钱 白术三钱 茯苓三钱 萝卜子一钱 薏仁三钱 芡实五钱 山药五钱 肉桂三分 谷芽三钱 水煎服。

一剂而觉少饱，二剂而觉少宽矣，数剂之后，中满自除。

此方但去补脾，绝不消导以耗其气。盖中满之病，未有不因气虚而成者。不补脾胃之气，则胀从何消？况方中加入萝卜子最妙，助参、术以消胀，不辅参、术以添邪；又有茯苓、薏仁、芡实、山药之类，益阴以利水，水流而正气不耗，自然下泽疏通，而上游无阻滞之虞矣。第恐水寒冰冻，则溪涧断流，又益以肉桂，于水中生火，则土气温和，雪消冰泮，尤无壅塞之苦也。奈何惟事于消导，遂成不可救药之病哉。

此症用术苓加桂汤：

白术一两 茯苓五钱 肉桂一钱 水煎服。

翻胃门（二则）

1.人有饮食入胃而即吐者，此肝木克胃土也，用逍遥散加吴茱萸炒黄连治之，随手而愈。而无如人以为胃病也，杂用香砂消导之剂，反伤胃气，愈增其吐；又改用下药不应，复改用寒凉之味，以降其火，不独胃伤而脾亦伤矣；又改用辛热之药，以救其寒，又不应，始悟用和解之法，解郁散邪，然已成噎膈之症矣。夫胃为肾之关门，肾中有水，足以给胃中之用，则咽喉之间，无非津液可以推送水谷；肾水不足，力不能润灌于胃中，又何能分济于咽喉乎？咽喉成为陆地，水干河涸，舟胶不前，势所必至。且肾水不足，不能下注于大肠，则大肠无津以相养，久必瘦小而至艰涩，肠既细小艰涩，饮食入胃，何能推送？下既不行，必积而上泛，不特上不能容而吐，抑亦下不能受而吐也。治法必须大补其肾中之水。方用济艰催挽汤：

熟地二两 山茱一两 当归二两 牛膝三钱 玄参一两 车前子一钱 水煎服。

一日一剂，十剂必大顺也。

此方纯补精血，水足而胃中有津，大肠有液，自然上下相通而无阻滞之患。譬如河漕水浅，舟楫不通，粮糈不能输运，军民莫不彷徨而喧哗扰嚷。忽见大雨滂沱，河渠、沟壑无非汪洋大水，则大舸巨舶，得以装载糗粮，自然人情踊跃，关门大开，听其转运，而无所留难也。

此症用制肝散亦效甚。

白芍一两 吴茱萸五分 黄连一钱 茯苓五钱 水煎服。

二剂即愈，何至变成噎膈哉。

2. 人有朝食暮吐，或暮食朝吐，或食之一日至三日而尽情吐出者，虽同是肾虚之病，然而有不同者：一食入而即吐，一食久而始吐也。食入而即吐者，是肾中之无水；食久而始吐者，乃肾中之无火也。盖脾胃之土，必得命门之火以相生，而后土中有温热之气，始能发生以消化饮食。倘土冷水寒，结成冰冻，则下流壅积，必返而上越矣。治法宜急补肾中之火，然而单补其火，则又不可。肾火非肾水不生，肾火离水则火又亢炎矣。况上无饮食之相济，则所存肾水亦正无多，补火而不兼补其水，焚烧竭泽，必成焦枯之患，济之以水，毋论火得水而益生，而水亦得火而更生。水火既济，自然上下流通，何至有翻胃之疾哉。方用两生汤：

肉桂二钱 附子一钱 熟地二两 山茱萸一两 水煎服。

一剂而吐减半，再剂而吐更减，连服四剂则吐止矣，服十剂而全愈也。

此方水火两旺。脾胃得火气而无寒冷之虞，得水气而无干涩之苦，自然上可润肺而不阻于咽喉，下可温脐而不结于肠腹矣。或谓下寒者多腹痛反胃，既是肾寒，正下寒之谓也，宜小腹作痛矣，何以食久而吐之病，绝不见腹痛，岂肾寒非欤？不知寒气结于下焦，则腹必疼痛，今反胃之病，日日上吐，则寒气尽从口而趋出矣，又何寒结之有？

此症用加味化肾汤亦神效。

熟地二两 山茱萸一两 肉桂三钱 巴戟天五钱 水煎服。

二剂吐轻，十剂全愈。

臌胀门（二则）

1. 人有两足跗上先肿，渐渐肿胀至腹，按胀上如泥之可搏，小便不利，大便反结，此由土气之郁，非水肿也。人生脾胃之气健旺，则土能克水，而水自灌注于经络，两不相碍也。惟脾胃气虚，则土不能转输水精于上，而胃中之水积而不流，于是浸淫于表里、皮毛而无所不到也。然而脾胃气虚，非脾胃之故也。由于肾气之虚，则土无升腾之气，而土乃郁而不伸，力不能制水，使水来相侮，而脾胃之气愈虚也。夫肾司开阖，肾气从阳则开，肾气从阴则关，阳太盛则水道大开，阴太盛则水道常闭。阳为肾中之火，而阴为肾中之寒也。肾寒则脾胃亦寒，水畏热而不畏寒，此寒土之所以难制水也。然则治水肿之法，乌可舍补肾之火，而他求蓄水之土哉。虽然水势滔天，补火以生土，迂缓而难以决排；放水以全土，利便而易于蓄泄。故补肾中之火，可治久病之水臌；泄脾胃中之水，实益初病之水胀也。下体胀而上身未胀，正初起之病，宜急泄其水之为得。方用泄水至神汤：

大麦须二两 茯苓一两 白术二两 小赤豆三钱 水煎服。

一剂而腹必雷鸣，泻水如注，再剂而水尽泄无遗，不必三剂也。

论理，牵牛、甘遂之方，未尝不可用，但虑世人天禀日薄，而脾胃肾三经多虚，恐不胜药力之过迅，故改立此方，于补中泻水，正气无伤而邪水尽出之为妙。方中白术、茯苓健脾胃之土，又能通脾胃之气。则土之郁可解，土郁既解，力足以制水矣。况大麦须能消无形之水，赤小豆能泄有形之湿，合而相济，自能化水，直出于膀胱，由尾闾之间尽泻而出也。

此症用冬瓜汤亦甚效。

冬瓜一个，煎水十碗。另用白术三两、车前子五钱、肉桂二钱，将冬瓜水煎汤二碗。先用一碗，少顷又用一碗。

其水从大便而出，一剂而胀肿全消。

2. 人有水肿既久，遍身手足俱胀，面目亦浮，口不渴而皮毛出水，手按其肤如泥，此真水臌也，乃土气郁塞之甚故耳。夫土本克水，何为反致水侮？盖土虚则崩，土崩则淤泥带水而流缓，于是日积月累，下焦阻滞，而水乃上泛。脾胃之中原能藏水，然水过于多，则脾胃不能受，乃散布于经络皮肤矣。迨至经络皮肤不能受，势不得不流渗于皮肤之外，泛滥于一身。不用下夺之法，何以泻滔天之水哉。方用决水汤：

车前子一两 茯苓二两 王不留行五钱 肉桂三分 赤小豆三钱 水煎服。

一剂而小便如注不绝，二剂而肿胀尽消矣。

论理，用鸡屎醴逐水，亦有神效。然而鸡屎醴逐水，从大便而出，而此方逐水，从小便而出也。水从大便出者其势逆，水从小便出者其势顺。逆则效速而气伤，顺则效缓而气固。此方利水从小便而出，利其膀胱也。凡水必从膀胱之气化，而后由阴器以出。土气不宣，则膀胱之口闭，吾用王不留行之迅药以开其口，加入肉桂，引车前、茯苓、赤小豆直入膀胱而利导之。茯苓、车前虽利水而不耗气，而茯苓且是健土之药，水决而土又不崩，此夺法之善也。至于脐突、手掌无纹，用此方尚可救也。惟是服此方泻水而愈，必须禁用食盐一月，倘不能禁，则又胀矣。胀则不可再治也。

此症亦可用冬瓜汤①，更加刘寄奴一两、茯苓一两，服之，亦水泻而愈。

厥症门（二则）

1. 人有日间忽然发热，一时厥去，手足冰凉，语言惶惑，痰迷心窍，头晕眼昏，此阳厥也。乃阴血不归于阳气之中，而内热如焚，外反现假寒之象，故手足冷也。此等之症，伤寒中最多。但伤寒之厥乃传经之病，必热至五六日而发厥，非一日身热而即发厥者也。故不可用伤寒之法以治此等之厥。然而虽不同于伤寒，而内热之深，正未尝少异。夫厥乃逆也，逆肝气而发为厥；厥乃火也，逆火气而发为热。热深而厥亦深，热轻而厥亦轻，故不必治厥也，治热而已矣。惟是厥发于日，阳离乎阴也。无阴则阳无所制，离阴则阳无所依，阳在里而阴在表，自然热居中而寒现外矣。治法泻其在内之火，则内热自除而外寒自散。然而，火之有余仍是水之不足，泻火之中而佐之补水之味，则阳得阴而有和合之欢，断不至阴离阳而有厥逆之戾也。［批］今人一见发厥，不论日数之多寡，辄用伤寒法治之矣。奈何？泻火而佐以补水，是治厥之妙法。方用安厥汤：

人参三钱 玄参一两 茯苓三钱 白薇一钱 麦冬五钱 生地五钱 天花粉三钱 炒栀子三钱 白芍一两 柴胡五分 甘草一钱 水煎服。

一剂而厥定，再剂而身凉矣。

凡日间发厥之症，俱可治之，无不神效。此方和合阴阳，实有调剂之妙。助阳气而不助其火，生阴气而不生其寒，祛邪而不损其正，解郁而自化其痰，所以定厥甚神，返逆最速也。

此症用黄连定厥汤亦效。

黄连二钱 当归五钱 麦冬五钱 玄参一两 贝母三钱 菖蒲五分 水煎服。

一剂即回，二剂愈。

2. 人有夜间发热，一时厥逆昏晕如死人状，惟手足温和，喉中痰响，不能出声，此阴厥也。乃阳气虚而不能入于阴血之中，以致鬼神凭之，往往厥逆也。直中阴寒之症，多有一时发厥者，但彼乃阴寒而猝中，此乃阴热而暴亡，各有不同。阴寒之厥，手足筋脉多青，灌之水必吐；阴热之厥，手足筋脉多红，饮之水必不吐。阴寒之厥，身必不热；阴热之厥，身必不凉。以此辨之，不差毫发。故阴寒之厥，舍参、附，无夺命之丹；阴热之厥，饮参、附，即丧身之鸩。治阴热之厥，法宜补

---

① 方见本门前一则。

阴以助阳，使真阴足而邪阴自散，阳气旺而虚火自消。庶痰涎化，昏晕除，厥逆定矣。[批]阴寒之厥与阴热之厥，辨得最清。方用补阴助阳汤：

玄参一两 麦冬一两 熟地一两 人参二钱 白芥子五钱 柴胡一钱 白芍一两 当归一两 白术一两 茯苓五钱 菖蒲一钱 水煎服。

一剂而昏迷苏，再剂而痰涎化，三剂而厥逆回，则可生也，否则，不可救矣。

此方补阴之药多于补阳。阴水足而阴火可散，阴火散而阳气可回，阴阳合而昏迷宜苏矣。倘服之而不效，是阴阳早已相脱，不能再续也，非前药之故耳。或曰阳气虚而离阴，是宜单补阳以入阴，今补阴以合阳，恐非治法。不知阳气虚而不能入于阴血之中者，以阴血之大燥，火盛而虚阳不敢入于阴耳，非阴血过多之谓也。苟补阳过胜，则阳旺而阴益消亡，此所以必须补阴以合阳，而万不可补阳以胜阴也。况方中未尝无补阳之药，补阴居其七，补阳居其三，阴阳始无偏胜，而厥逆可援也。

此症用解晕神丹亦效。

人参 半夏各二钱 茯苓五钱 南星一钱 天麻 乌药 陈皮 菖蒲各五分 当归三钱 柴胡一钱 水煎服。

春温门（四则）

1.春月伤风，头痛鼻塞，身亦发热，是伤风而欲入于太阳，非太阳之伤寒也。夫春伤于风，由皮毛而入肺也。风入于肺而不散，则鼻为之不利。肺金之气不扬，自失其清肃之令，必移其邪而入于太阳膀胱。惟恐邪入，乃坚闭其口，而水道失行，于是水不下通而火乃炎上，头自痛矣，与传经太阳之伤寒绝不相同。散肺金之风，杜其趋入膀胱之路，而身热自退也。[批]春温头痛与伤寒头痛，似是而非。千古疑团，一朝说破，岂不大快。方用舒肺汤：

桔梗三钱 甘草一钱 苏叶五分 天花粉一钱 茯苓三钱 桂枝三分 水煎服。

一剂而身热解，二剂而头痛鼻塞尽愈。

此方专入肺金，以散其风邪。有风则必生痰，有痰则必有火。天花粉消痰而又善解火，一味而两用之也；桂枝、茯苓开膀胱之口，引邪直走膀胱而下泄，因肺欲移邪而移之，其势甚便，随其机而顺用之也。

此症用加味甘桔汤亦佳。

桔梗 川芎 天花粉 麦冬各三钱 甘草 黄芩各一钱 水煎服。

二剂愈。

2. 春月伤风，身热咳嗽，吐痰恶热，口渴，是伤风而阳明之火来刑肺金，非伤寒传经入于阳明也。夫阳明胃土本生肺金，何以生肺者转来刑肺乎？盖肺乃娇脏，风入肺经必变为寒，胃为肺金之母，见肺子之寒，必以热济之。夫胃本无热也，心火为胃之母，知胃欲生金，乃出其火以相助。然而助胃土之有余，必至克肺金之不足，是借其兵以讨贼，反致客兵残民，故胃热而肺亦热，而咳嗽口渴之症生矣。治法泻心火以安胃土，自然肺气得养，而风邪自散。[批] 土来救肺，反致火来刑肺，不是传经之胃火竟来克肺也。亦辨得妙。方用平邪汤：

黄连三分 甘草一钱 苏梗一钱 紫菀一钱 葛根一钱 石膏三钱 麦冬五钱 贝母三钱 茯神三钱 水煎服。

一剂轻，二剂又轻，三剂身凉矣，不必四剂也。

此方泻心火者十之三，泻胃火者十之六。盖心火之旺克肺者轻，胃火之旺刑金者重。轻泻心中之火，则心不助胃以刑金；重泻胃中之火，则胃不刑金以伤肺，肺气既回，肺邪又安留哉。

此症用清胃散亦效。

石膏 半夏各二钱 茯苓三钱 桂枝三分 麦冬三钱 陈皮 葛根各一钱 水煎服。

一剂愈。

3. 春月伤风，发寒发热，口苦，两胁胀满，或吞酸吐酸，是少阳之春温也。何以冬月谓之伤寒，而春月即谓之春温耶？不知冬月之风寒，春月之风温。寒则伤深，温则伤浅。伤深者邪至少阳而有入里之惧，伤浅者邪入少阳而即有出表之喜，故同伤少阳，而伤风与伤寒实有异也。至于治伤风之少阳，法又不必大异，皆舒其半表半里之邪，而风邪自散。虽然伤寒邪入少阳，有入里之症，往往用大柴胡与承气之类而和下之。若伤风入少阳，以小柴胡汤和解而有余，不必用大柴胡、承气而重用之也。[批] 若春行冬令，而天气大冷，感冒风寒者竟是伤寒，非可视为伤风也。风寒入里，风温出表，两言实尽春温之旨。方用加减小柴胡汤：

柴胡一钱五分 茯苓三钱 黄芩一钱 甘草一钱 陈皮五分 天花粉一钱 水煎服。

一剂寒热解，再剂诸症愈。

此方较原方更神。[批] 小柴胡汤去芍药，恐其酸敛也。以用茯苓之多，使邪从膀胱而出，更胜于和解也，佐柴胡以散邪，乃建奇功耳。

此症用安胆汤亦效。

柴胡 天花粉 炒栀子各二钱 甘草一钱 白芍 丹皮各三钱 水煎服。

二剂愈。

4. 春月伤风，身热呕吐不止，人以为太阴之伤寒也，谁知是太阴之春温乎。夫太阴脾土也，风伤太阴，则土中有风，风在地中，则土必震动而水溢，故令人呕吐不止，非阴寒之气，入于脾土之内，而动人呕吐者可比。此与伤寒传经之入太阴者，治法迥不相同也。伤寒当温经以回阳，而伤风宜散其风以安土。方用奠土汤：

白术五钱 茯苓三钱 人参 柴胡 半夏 甘草 葛根各一钱 神曲五分 水煎服。

一剂而风散，二剂而身凉，三剂而病全愈矣。

方中祛邪于补脾之内，脾健而风自息也。

此症亦可用护脾饮：

白术三钱 人参二钱 肉桂三分 陈皮三分 半夏一钱 苏叶五分 水煎服。

一剂愈。

辨证录卷之六

山阴陈士铎敬之甫号远公又号朱华子著述
会稽陶式玉尚白甫号存斋又号□□□参订

火热症门（二则）

1. 阳明火起发狂，腹满不得卧，面赤而热，妄见妄言，人皆谓内热之极也。然而阳明属土，而不属火，何以火出于土，谓是外邪之助乎？既非暑气之侵，又非寒气之变，乃一旦火起，以致发狂，人多不解。不知土中之火，乃心中之火也，心火起而阳明之火翕然而发。阳明胃经乃多气多血之府，火不发则已，一发而反不可制，往往卷土而来，火焰升腾，其光烛天，而旁且沿烧于四境，有不尽不已之势，非惟焚尽于胃，而且上烧于心，心君不宁，且有下堂而走者，神既外越，自然妄有所见，既有妄见，安能止其妄言？此谵语之所以生也。然则阳明之火乃内因而成，非外邪所致也。治法宜与伤寒之狂，伤暑之狂俱不可同日而论矣。然而阳明之火，其由来虽有内外之殊，而治阳明之火，其方法实无彼此之异。必须急灭其火，以救燎原之势，而不可因循观望，长其火焰之腾，以致延烧各脏腑也。方用人参竹叶石膏汤治之。

人参五钱 石膏一两 麦冬一两 竹叶三百片 知母三钱 甘草一钱 糯米一撮 水煎服。

一剂狂定，再剂腹满不能卧之病除，而妄见妄言之症亦去矣，不必三剂。

此方退胃火之神剂也。凡有胃热之病，用之皆宜。然止可救一时之急，而不可泻长久之火。论理，内热之火既起于心，宜泻心，而反泻胃者，恐胃火太盛，必致变生不测也。盖心火不止，不过增胃火之炎，而胃火不止，实有犯心火之祸。所以治心火者，必先泻胃也。胃既泻矣，而后减去石膏、知母，加入黄连一钱、玄参一两，再服二剂，不特胃火全消，而心火亦息也。

此症用苦龙汤亦神。

地龙二十条，捣烂 苦参五钱 水煎服之。

一剂既止狂，不必再服。

2. 热病有完谷不化，奔迫直泻者，人以为大肠之火也，谁知是胃火太盛乎。夫胃火上腾而不下降，胡为直下于大肠而作泻耶？盖胃为肾之关，肾虚则胃之关门不守，胃乃挟水谷之气而下行矣。第肾虚为寒而胃何以反能热耶？不知肾虚者水虚也，水虚则火无所制，而命门龙雷之火下无可藏之地，直冲于胃，见胃火之盛，亦共相附会，不上腾而下泄矣。胃火既盛，又得龙雷之火，则火势更猛。以龙雷之性甚急，传于大肠不及传导，故奔迫而直泻也。治法似宜先治肾矣，然而胃火不泻，则肾火断不肯回，但遽泻胃火，则胃土因火而崩，胃水随土而泄，又不能底止，必须先健其土，而分利其水，则水清而土可健，火可安，而龙雷之火亦易于收藏也。方用**缓流汤**：

茯苓一两 芡实 山药各三两 车前子五钱 薏仁一两 甘草一钱 人参一两 五味子一钱

此方无一味非健土之药，又无一味非利水之品。然利水之中不走其气，下气不走而上火自升矣。况健土之品，无非补肾之味，肾得补而真阴生，龙雷之火自仍归于肾脏。肾火既安，则胃火失党，而胃土又健，则水谷之气，更易分消，自然火衰而泻止也。

此症用**滑苓汤**亦甚效。

滑石 茯苓各一两同研为末，井水调服即止。

暑症门（二则）

1.行役负贩，驰驱于烈日之下，感触暑气，一时猝倒，人以为中暑也，谁知是中暍乎。夫暍者热之谓也，暑亦热也，何以分之？盖暑之热由外而入，暍之热由内而出。行役负贩者，驰驱劳苦，内热欲出，而外暑遏抑，故一时猝倒，是暑在外而热闭之也。倘止治暑而不宣扬内热之气，则气闭于内，而热反不散矣。治法宜散其内热，而佐之以消暑之味。方用**救暍丹**：

青蒿五钱 茯神三钱 白术三钱 香薷一钱 知母一钱 干葛一钱 甘草五分 水煎服。

一剂气通，二剂热散，不必三剂。

此方用青蒿平胃中之火，又解暑热之气，故以之为君。香薷解暑，干葛散热，故以之为佐。又虑内热之极，但散而不寒，则火恐炎上，故加知母以凉之。用白术、茯苓利腰脐而通膀胱，使火热之气俱从下而趋于小肠以尽出也。火既下行，自然不逆而上冲，而外暑、内热各消化于乌有矣。

此症用**解暑散**亦效。

香薷 茯苓各三钱 甘草 黄连各一钱 白术一两 白扁豆二钱 白豆蔻一粒 水煎服。

一剂即愈。

2. 中暑气不能升降，霍乱吐泻，角弓反张，寒热交作，心胸烦闷，人以为暑气之内热也，谁知是阴阳之拂乱乎。人身阴阳之气和，则邪不能相干。苟阴阳不能相交，而邪即乘其虚而入之矣。且邪之入人脏腑也，助强而不助弱，见阴之强而即助阴，见阳之强而即助阳。夏令之人多阴虚阳旺，邪乘阴虚而入，本欺阴之弱也，然见阳气之旺，又助阳而不助阴。阴见邪之助阳也，又妒阳之旺而相战，阳又嫌邪之党阳也，欲嫁其邪于阴，而阴又不受，于是阴阳反乱，气不相通，上不能升，下不能降，霍乱吐泻拂于中，角弓反张困于外，阴不交于阳而作寒，阳不交于阴而作热。心胸之内，竟成战场之地，安得而不烦闷哉。然则治法和其阴阳之气，而少佐之以祛暑之剂，缓以调之，不必骤以折之也。方用和合阴阳汤：

人参一钱 白术二钱 茯苓五钱 香薷一钱 藿香一钱 苏叶一钱 厚朴五分 陈皮三分 枳壳三分 砂仁一粒 天花粉一钱 水煎探冷，徐徐服之。

一剂阴阳和，二剂各症愈，不必三剂。

此方分阴阳之清浊，通上下之浮沉，调和于拂逆之时，实有奇功，以其助正而不增火，祛邪而不伤气，化有事为无事也。

此症用加减六君汤亦效。

人参 茯苓 白芍各三钱 白术一两 香薷一钱 砂仁一粒 陈皮五分 半夏一钱水煎服。

一剂即平。

燥症门（二则）

1. 阴耗而思色以降其精，则精不出而内败，小便道涩如淋，此非小肠之燥，乃心液之燥也。夫久战而不泄者，相火旺也。然而相火之旺，由于心火之旺也。盖君火一衰，而相火即上夺其权，心火欲固，而相火欲动；心火欲闭，而相火欲开。况心君原思色乎，毋怪其精之自降矣。然心之衰者，亦由肾水虚也。肾旺者，心亦旺，以心中之液肾内之精。精足则上交于心，而心始能寂然不动，即动而相火代君以行令，不敢僭君以夺权，故虽久战而可以不泄精。虚则心无所养，怯然于中，本不可战，而相火鼓动亦易泄也。至于心君无权，心甫思色，而相火操柄矣。久之心君既弱，而相火亦不能强，有不必交接而精已离宫，又不能行河车逆流之法，安能复回于故宫哉？势必闭塞溺口，水道涩如淋而作痛矣。治法必须补心，仍须补其肾水，少佐以利水之药，则浊精自愈矣。方用化精丹：

熟地二两 人参五钱 山茱萸一两 车前子三钱 麦冬一两 牛膝五钱 白术一两 生枣仁五钱 沙参一两 水煎服。

一剂而涩痛除，二剂而淋亦止矣。

此方人参以生心中之液，熟地、山茱、沙参以填肾中之阴，麦冬以益肺金，使金之生水，则肾阴尤能上滋于心；又得生枣仁之助，则心君有权，自能下通于肾，而肾气既足，自能行其气于膀胱；又得白术利腰脐之气，则尤易通达；复得牛膝、车前下走以利水，则水窍开，而精窍自闭，何患小肠之燥涩乎？心液非补肾不化，精窍非补肾不闭，倘单用利水逐浊之味，何能取效哉。

此症用生液丹亦妙。

熟地二两 山茱萸 人参 生枣仁 茯神各五钱 北五味二钱 丹皮 丹参各三钱 水煎服。

2. 人有日间口燥，舌上无津，至夜卧又复润泽，人以为阳虚之燥也，谁知是阴畏阳火之燥，而不交于阳乎。夫阳旺则阴衰，阳衰则阴旺，口燥之病，阴阳两虚之症也。然夜燥而日不燥，乃阴气之虚，日燥而夜不燥，乃阳火之旺。夫肾中之水，阴水也。舌上廉泉之水，乃肾水所注，肾水无时不注于廉泉之穴，则舌上不致干枯，胡为阳火遽至于烁竭哉。且肾水一干，则日夜皆当焦涸，何能日燥而夜不燥乎？此症盖阳火甚旺，而阴水尚未至大衰，然止可自顾以保其阴，不能分润以济其阳，于是坚守其阴于下焦，不肯上交于阳位，自然上焦火炽而口燥也。治法不必泻阳火之旺，惟补其真阴之水，则水足以济阳矣。方用六味地黄汤加麦冬、五味治之。

熟地一两 山茱萸五钱 山药五钱 丹皮 泽泻 茯苓各三钱 麦冬一两 五味一钱 水煎服。

连服数剂自愈。

此方专补肾水，加麦冬、五味以补肺，肺肾相资，则水尤易生，阳得阴而化，亦阳得阴而平。阴既相济，阳又不旺，安得口之再燥哉。

此症用灌舌丹亦佳。

熟地 麦冬各一两 沙参 地骨皮各五钱 水煎服。

痿证门（三则）

1. 人有胃火熏蒸，日冲肺金，遂至痿弱不能起立，欲嗽不能，欲咳不敢，及至咳嗽又连声不止，肺中大痛，非肺痈之毒，乃肺痿之病也。夫肺之成痿也，由于阳明之火上冲于肺，而肺经津液衰少，不能灭阳明之焰，金从火化，累年积岁，肺叶之间酿成火宅，而清凉之药，不能直入于肺，非扞格清凉之故也。肺既大热，何能下生肾水，水干无以济火，则阳明之炎蒸更甚，自然求救于水谷，而水谷因肺金清肃之令不行，不能化成津液，以上输于肺，则肺之燥益甚；肺燥，而肺中津液尽变为涎沫浊唾矣。肺液既干，肺气自怯，所成涎沫浊唾，若难推送而出，此欲嗽之所以不能也。然而涎沫浊唾，终非养肺之物，必须吐出为快，无奈其盘踞于火宅，倘一咳而火必沸腾，胸膈之间必至动痛，此欲咳之所以不敢也。迫忍之又忍，至不可忍，而咳嗽涎沫浊唾虽出，而火无水养。上冲于咽喉，不肯遽下，此咳嗽所以又连声而不止也。咳嗽至连声不止，安得不伤损干燥之肺而作痛乎。人见其痿弱不能起立，或用治痿之药，愈伤肺气，奚能起痿。治法宜泻其胃中之火，大补其肺经之气，然又不可徒补其肺中之气，更宜兼补其肾中之水。方用生津起痿汤：

麦冬一两 甘草二钱 玄参一两 甘菊花五钱 熟地一两 天门冬三钱 天花粉一钱 贝母一钱 金银花五钱 水煎服。

连服四剂，而咳嗽轻，再服四剂，而咳嗽止，再服十剂，而痿症除矣。

盖阳明之火，本可用大寒之药。然而阳明初起之火，可用大寒，而阳明久旺之火，宜用微寒。因阳明之火，乃胃土中之火，初起可用大寒泻火，以救肾中之水，久旺用微寒散火，所以生胃中之土也。胃火之盛，胃土之衰也，扶其土，即所以泻其火。而胃土自健，自能升腾胃气，化水谷之精微，输津液于肺中也。又加之二冬、甘草、天、贝之类，原能益肺消痰，则肺中更加润泽。得金银花同入，以消除其败浊之毒，则肺金何至再燥乎？加熟地者，以填补肾水，水旺而肺不必去顾肾子之涸，则肺气更安，清肃下行于各府，水生火息，不必治痿而痿自愈也。

此症用紫花饮亦神。

麦冬三两 桔梗 甘菊花 薄公英各五钱 生甘草 贝母各二钱 生地一两 紫花地丁三钱 水煎服。

2. 胃火上冲于心，心中烦闷，怔忡惊悸，久则成痿，两足无力，不能动履，此总属胃火之盛，非心火之旺也。夫胃属土，而心属火，心乃生胃，而胃不宜克心。然心火生胃，则心火不炎，胃火薰心，则心火大燥，此害生于恩也。倘徒泻心火，则胃子见心母之寒，益肆其炎氛，愈添心中之燥。必下取于肾水，而肾因胃火之盛，熬干肾水，不能上济于心，火益旺而水益枯，骨中无髓，安得两足之生力乎？治法宜大益其肾中之水，少清其胃中之火，则胃气安而肾水生，自然上交于心也。方用清胃生髓丹：

玄参一两 麦冬五钱 甘菊花五钱 熟地二两 北五味二钱 沙参五钱 水煎服。

十剂即可行步，二十剂怔忡惊悸之病除，又十剂烦闷痿弱之症去，再服十剂全愈。

痿症无不成于阳明之火，然用大寒之药，如石膏、知母之类，虽泻胃火甚速，然而多用必至伤胃，胃伤而脾亦伤，脾伤而肾安得不伤乎。故不若用玄参、甘菊之类，既清其胃火，而又不损其胃土，则胃气自生，能生津液，下必注于肾，而上且灌于心矣。况麦冬、五味以益心，熟地、沙参以滋肾，上下相资，水火既济，痿病岂不愈乎。

此症用石斛玄参汤亦佳。

金钗石斛一两 玄参二钱 水煎服。

3. 阳明之火，固结于脾，而不肯解，善用肥甘之物，食后即饥，少不饮食，便觉头红面热，两足乏力，不能行走，人以为阳明胃火之旺，以致成痿，谁知是太阴脾火之盛，以烁干其阴乎。夫痿症皆责之阳明，何以太阴火旺，亦能成痿？盖太阴与阳明为表里，阳明火旺，而太阴之火亦旺矣。二火相合，而搏结于腑脏之间，所用饮食，仅足以供火之消磨，而不能佐水之优渥。火旺水亏，则肾宫干涸，何能充足于骨中之髓耶。骨既无髓，则骨空无力，何能起立以步履哉。治法益太阴之阴水，以胜其阳明之阳火，则脾胃之中，水火无亢炎之害，而后筋骨之内，髓血有盈满之机也。方用调脾汤：

人参五钱 玄参一两 麦冬五钱 甘菊花五钱 薏仁五钱 金钗石斛三钱 芡实一两 山药五钱 水煎服。

连服四剂，便觉腹不甚饥，再服四剂，火觉少息，再服十剂全愈。

此方补脾胃之土，即所以补其火也。然而火之所以旺者，正坐于土之衰耳。土衰则不生水，而生火矣。今于补土之中，加入玄参、甘菊、石斛微寒之药，则脾胃之火自衰，而脾胃之土自旺。脾胃之土既旺，而脾胃之津自生。于是灌注于五脏之间，转输于两足之内。火下温而不上发，头面无红热之侵，何至胫趾之乏力哉。或曰：火盛易消，以至善饥，似宜用消导之剂，以损脾胃之气，乃不损其有余，而反增益其不足，恐未可为训也。不知脾胃之土，俱不可伤，伤土而火愈旺矣。补阴则阳伏，消食则伤阴。补阴可也，宁必用消导之药哉。

此症用玄母菊英汤亦效。

玄参二两 甘菊花一两 知母三钱 熟地二两 水煎服。

消渴门（三则）

1. 消渴之病，有气喘痰嗽，面红虚浮，口舌腐烂，咽喉肿痛，得水则解，每日饮水约得一斗，人以为上消之病也，谁知是肺消之症乎。夫肺属金，金宜清肃，何火炽如此？盖心火刑之也，肺为心火所刑，则肺金干燥，又因肾水之虚，欲下顾肾，肺气既燥，肺中津液自顾不遑，安得余津以下润夫肾乎。肺既无内水以润肾，乃索外水以济之。然救其本宫之火炎，而终不能益肾中之真水，肾又不受外水，而与膀胱为表里，即将外水传于膀胱，故饮水而即溲也。治法似宜泻心中之火，以救肺金之热矣。然而肺因火热发渴，日饮外水，则水停心下者有之。水日侵心，则心火留于肺而不归，心中已成虚寒之窟，是寒凉之药，反为心之所恶。且寒凉之药，不能上存，势必下趋于脾胃。夫肺火之盛而不解者，正苦于脾胃之虚，土不能生金之故。苟再用寒凉，必至损伤脾胃之气，肺金何以养哉。必须仍治肺金，少加补土之味，则土旺而肺气自生，清肃之令行，而口渴自止。方用清上止消丹：

麦冬二两 天冬一两 人参三钱 生地五钱 茯苓五钱 金银花一两 水煎服。

十剂渴尽减，二十剂全愈。

此方重治肺，而轻治胃与脾。治肺而不损金，清火而不伤土。土生金而金生水，又何疑乎。惟方中加入金银花者，火刑金而多饮凉水，则寒热相击，热虽暂解于片刻，而毒必留积于平时，用清金之药，以解其热，不能解其毒也。与其日后毒发而用散毒之品，何若乘解热之时，即兼解其毒，先杜其患哉。况金银花不特解毒，且善滋阴，一味而两用之也。

此症用二冬苓车汤亦效。

麦冬三两 天冬一两 茯苓五钱 车前子三钱 水煎服。

2. 消渴之病，大渴恣饮，一饮数十碗，始觉胃中少快，否则胸中嘈杂如虫上钻，易于饥饿，得食渴减，不食渴尤甚，人以为中消之病也，谁知是胃消之病乎。胃消之病，大约成于膏粱之人者居多。燔熬烹炙之物，肥甘醇浓之味，过于贪饕，酿成内热，津液干涸，不得不求济于外水，水入胃中，不能游溢精气，上输于肺，而肺又因胃火之炽，不能通调水道，于是合内外之水建瓴而下，饮一溲二，不但外水难化，且平日素醲，水精竭绝，而尽输于下，较暴注、暴泄为尤甚，此竭泽之火，不尽不止也。使肾水未亏，尚可制火，无如膏粱之人，肾水未有不素乏者也，保火之不烁干足矣，安望肾水之救援乎。内水既不可制，势必求外水之相济，而外水又不可以济也，于是思食以济之。食入胃中，止可解火于须臾，终不能生水于旦夕，不得不仍求水以救渴矣。治法宜少泻其胃中之火，而大补其肾中之水，肾水生而胃火息，肾有水，而关门不开，胃火何从而沸腾哉。方用闭关止渴汤：

石膏五钱 玄参二两 麦冬二两 熟地二两 青蒿五钱 水煎服。

二剂而渴减，四剂而食减，十剂消渴尽除，二十剂全愈。

此方少用石膏、青蒿以止胃火，多用玄参、熟地以填肾水，重用麦门冬以益肺气，未尝闭胃之关门也。然而胃火之开，由于肾水之开；肾水之开，由于肾火之动也；而肾火之动，又由于肾水之乏也。今补其肾水，则水旺而肾火无飞动之机，火静而肾水无沸腾之患。肾水既安守于肾宅，而胃火何能独开于胃关哉。此不闭之闭，真神于闭也。

此症用止消汤亦效。

石膏 人参 茯神各五钱 玄参一两 生地二两 知母 麦芽 谷芽 神曲各三钱 水煎服。

3. 消渴之症，小便甚多，饮一斗溲一斗，口吐清痰，投之水中，立时散开，化为清水，面热唇红，口舌不峭，人以为下消之病也，谁知是肾水泛上作消乎。夫肾水泛上，水升于咽喉口舌之间，宜乎不渴，何以渴之甚也？盖下寒之极，逼其火于上焦，故作渴耳。此火乃肾中之火，即龙雷之火也。一发而不可制，宜引而不宜逐，可于水中引之。论此等消渴，仲景张夫子肾气丸最妙。世传肾气丸，乃张夫子定之，以治汉帝之消渴者也。然而肾气丸止可治消渴已痊之症，不能治消渴初起之症也。当年汉帝乍患下消之时，张夫子实别有神方，未传于世，今独传于铎，铎何敢隐秘而不出，以救万世乎。方用引龙汤：

玄参三两 肉桂三钱 山茱萸四钱 北五味一钱 麦冬一两 水煎服。

一剂渴减半，三剂全愈。

龙火浮游干燥之极，非玄参三两，断不能止其焰，非肉桂三钱，必不能导其归。山茱萸、北五味非用之以益精，实取之以止渴。益之麦冬者，以龙火久居于上游，未免损肺，得麦冬以生其气，则肺金生水，火得水而易归也。或谓多用玄参是欲止焰矣，既恐少用不足以止之。何多用肉桂以增焰乎？盖用肉桂者，正引火归源也。引火而少用肉桂，又何不可。不知玄参善消浮游之火，但其性太凉，非多用肉桂则不足以制其寒，制其寒则寒变为温，而又非大热，正龙雷之所喜也。盖龙雷之性，恶大寒而又恶大热，大寒则愈激其怒，而火上炎；大热则愈助其横，而火上炽。今用肉桂三钱，入于玄参三两之中，则寒居其九，热居其一，调和于水火之中；又有山茱、五味、麦冬之助，正不见其热，惟见其温也。龙雷喜温，所以随之直归于肾脏。火归于肾，命门不寒，蒸动肾水，下温而上热自除。此方较肾气丸治下消之症，效更神速。铎不惜传方，又阐扬其义，以见铎之论症，非无本之学也。

此症用丹桂止氛汤亦效。

熟地三两 肉桂二钱 茯苓 丹皮各一两 麦冬二两 水煎服。

辨证录卷之七

山阴陈士铎敬之甫号远公又号朱华子著述
会稽陶式玉尚白甫号存斋又号□□□参订

痉痓门（一则）

1.感湿热之气，忽又伤风，口噤不能言，项背几几，脚手挛急，角弓反张，人以为太阳之伤寒也，谁知是太阳之痉病乎。夫痉病亦有三阳三阴之殊，亦能传经，与伤寒之症无异，但伤寒单伤于风，而痉病则合湿热而成之也。似乎治伤寒可单治风而无难，痉病宜兼治湿热而不易也。谁知邪之所凑，其气必虚，一邪相犯，已是正气之亏，况三邪之同犯乎。补正以祛邪，治痉无难速愈。或谓一邪相犯，尚须祛邪为先，三邪并犯，则邪气弥漫，非用祛邪之药，安能济哉？不知一邪之犯，其力专；众邪之犯，其势散。力专者宜攻，势散者可补。于补之中，而行其攻之法，何不济之有。无如其症同于伤寒，不可骤用补也，所以杀人。苟知可补之法，分症以治之，实易易也。如此症见太阳之征，不可径治太阳之邪，宜补太阳之正，太阳之正气旺，而风湿热之邪不必攻而自散矣。方用五苓散加减治之。

白术一两 茯苓一两 泽泻三钱 猪苓一钱 羌活五分 桂枝三分 水煎服。

一剂而角弓反张之疾定，二剂而口不噤，脚手不挛急也，三剂诸症尽痊。

五苓散专利膀胱之水。三邪之中，至难去者湿耳。先利其湿，则火随水泄，而风邪无党矣。故少用羌活、桂枝以祛风，则风自易解。况五苓散亦非单利湿之药也，其白术、茯苓原能健脾生胃，今多加为君，则补重而利轻，所以能健功之速。倘少少用之，则攻多于补，反无益矣。

此症用桂苓薏羌汤亦效。

茯苓一两 羌活二钱 薏仁一两 桂枝三分 水煎服。

汗症门（二则）

1.人有大病之后，无过而遍身出汗，日以为常，人以为内热发汗也，谁知是阳气之虚，外泄而腠理不能自闭乎。大病之后，气血大亏，气不能入于血之中，血必至逼其气于肤之外，使肺金清肃之令行，则气虽欲越出于皮毛，而腠理未疏，何能外泄？惟大病之后，必先损其肺，肺先无自主之权，安能禁其气之不固哉。气不固，而汗乃气之所化，汗随气泄，遍体出汗淋漓，又无内邪之散，有不散尽其真气者乎。似乎较亡阳之症相同，然而亡阳之症，身丧于顷刻，自汗之病不至遽殒于须臾。其故何也？盖亡阳之症，乃热邪驱之；自汗之症，乃阴虚促之也。阳病暴而阴病缓，阳暴难于救援，阴缓易于调剂。治法自当以补气为主，而补气之中，兼以补阴，则阴能摄阳，汗不止而自止矣。方用摄阳汤：

人参一两 黄芪一两 白芍五钱 麦冬五钱 北五味一钱 山茱萸三钱 熟地一两 水煎服。

二剂汗少止，四剂汗大止，十剂全愈。

此方用参、芪以大补其气，气足则肺气有养，皮毛自固。益之麦冬、五味，则肺金不特自足以卫外，兼可以分润于肾水。犹恐汗出太多，必损耗真阴，更加熟地、山茱以益精，使肺金不必又来下生肾水，则肺气旺而皮毛益固矣。增入白芍一味，以收敛肝气，则肝木自平，使肺金无仇家之相逼，则肺气安然，自能行其清肃之气，而下输于膀胱，则上下之气舒，而心中生液，不来克肺，则肺金有权得以自主，安肯听汗之自出哉。此摄阳妙法也。倘贫穷之人无力买参，岂忍视死不救。前方之中，倍加黄芪二两，增入防风五分，同前药煎服，功未尝不同，但必须多服数十剂也。此症用敛汗汤甚妙。

黄芪一两 麦冬五钱 北五味二钱 桑叶十四片 水煎服。

2. 人有夜间发热，初时出汗星星，后则渐多，日久每夜竟出大汗，至五更而止，人以为阳虚盗汗也，谁知是阴虚出汗乎。夫阴虚者，肾虚也。肾藏真阴，阴宜秘藏，何故发汗？盖肾中之火动也。肾水非火不养，何反致泄水？即水泄宜从下出，何走皮毛而旁出耶？不知肾火生水，真火也。真火喜静而不喜动，水静则真火生水，水动则真火泄水矣。生水则火能秘藏，泄水则火乃奔越。故肾中之火动者，仍肾中之水自动，由于人之纵欲而好泄其精也。精泄过多，则劳其精而水动，而火亦动。火动而水不足以济之，则火且挟水，而腾出于本宫，不从下走，而乃随其火性，游行于经络腠理之间，遇毛窍而泄也。初则偶尔游行，久则夜夜出汗。阴气愈虚则愈汗，毛窍之细路竟成转输之大道矣。然汗既易出，宜无分昼夜，何夜汗而昼不汗耶？得毋阴虚而阳未虚乎？不知阴阳各有道路，行于阳之分，则阴不敢夺阳之权；行于阴之分，则阳不敢夺阴之柄。夜间出汗，实阴走于阴之途，至于五更，则阴不敢入于阳之界。故阴汗遇阳气而自转，非阴虚而阳不虚也。治法宜大补其真阴，而加之阳分之药，提阴出于阳分，庶几阴遇阳而止也。方用补阴止汗汤：

熟地一两 山茱萸五钱 人参二钱 白术三钱 地骨皮一两 沙参三钱 北五味子一钱
桑叶十片 水煎服。

二剂汗少止，四剂汗乃止，十剂汗不再出矣。

此方熟地、山茱补精之物也，地骨、沙参补阴而更能清骨髓中之虚热，五味、
桑叶止汗之神剂，人参、白术健脾开胃补气之圣药也。多用补阴之品，则水足以制
火，少用补阳之味，则阳易于提阴。阴阳水火，既无偏胜之虞，自无走泄之患，何
必用涩精之牡蛎、敛汗之瞿麦哉。此症用湛露饮亦效。

熟地二两 地骨皮 沙参 丹皮各五钱 北五味一钱 水煎服。

五瘅门（四则）

1.谷瘅之症，胸中易饥，食则难饱，多用饮食则发烦，头眩、小便艰涩，身如
黄金之色，此是胃中虚热之故，非胃中之湿热也。人身脾胃属土，脾阴土也，而用
则阳；胃阳土也，而用则阴。脾胃和同，则刚柔并济，通调水道，易于分消。惟七
情伤损于内，则阴阳不相和合，胃无阴以和阳，则热聚而消谷；脾无阳以和阴，则
寒聚而积水，两相搏激，故昏眩烦闷生焉。于是，所食之水谷，不变为精华之清
气，而反蒸为腐败之浊气矣。浊气下降者也。浊气下流于膀胱，膀胱受胃之热，气
化不行，小便闭塞，水即走于阴器，而热散走于皮肤，故一身发黄也。治法升胃中
之清气，以分利其膀胱，则清升而浊易降，水利而热易消。方用分浊散：

茯苓一两 车前子三钱 猪苓三钱 茵陈一钱 栀子三钱 水煎服。

一剂水少利，二剂湿乃退，十剂全愈。

方中以茯苓为君者，利水而不伤胃气。胃气不伤，而后佐之去热消湿之品，则
胃无火亢之忧，自然脾无水郁之害。倘不早治，而水湿之气，流入于肾，则肾被其
伤，必至腹满成蛊，不可治矣。此症用茵陈苓术汤亦效。

茵陈三钱 茯苓 白术 薏仁各五钱 知母一钱 水煎服。

2.酒瘅之症，心中时时懊恢，热不能食，尝欲呕吐，胸腹作满，然清言了了，
人以为酒食作瘅也，然而酒湿之成瘅，由于内伤饥饱劳役也。夫人之善饮者，由于
胆气之旺也。夫胆非容酒之物，而能渗酒，酒经胆气之渗，则酒化为水，入于膀胱
而下泄矣。惟其内伤于饥饱劳役，则五脏受损，脏损而腑亦损矣。五脏六腑俱已受
损，宁胆气之独旺乎？胆气即衰，则饮酒力不能渗。无如人之纵饮如故，则酒多而
渗亦多，更伤胆气。胆损不能渗酒，酒必留于脾胃之间；而脾胃不及从前之旺，则
酒肉不能受，传之膀胱。而膀胱又不及从前之健，则水入不能消，下既不行，必

返而上吐，而下泄又艰，中州又不可久留，于是湿热之气，蕴隆冲膈，懊侬而发于心。由是遍渍周身，分布四体，尽发为黄也。夫心至懊侬，其心神之昏乱可知，何又能清言了了耶？不知酒气薰蒸于一时，则见懊侬。懊侬者，欲痛不痛之状，非心中之神至于妄乱不宁也。治法宜解其酒之毒，而兼壮其胆。胆气旺而酒气自消，酒气消而水气自泄，水气泄而黄自解矣。方用旺胆消酒汤：

柞木枝三钱 山栀子三钱 桑白皮三钱 白茯苓三钱 白芍药一两 竹叶一百片 泽泻二钱 水煎服。

二剂而膀胱利，四剂而黄色轻，八剂全愈。

夫柞木专能消酒毒于无形，酒毒既消，则拔本塞源矣。至助胆之药，舍白芍、山栀，无他味也。其余之药，不过分消湿热之气。世不知治法，或吐或下，皆操刀而杀之也，可不慎哉。此症用郁李归芍汤亦效。

白芍一两 当归 茯苓各五钱 郁李仁五分 甘草三分 黄连五分 车前子二钱 水煎服。

3. 肺疸之症，鼻塞不通，头面俱黄，口淡咽干，小水不利，人以为黄胆之症，谁知实由于肺气之虚耶。肺金气旺，则清肃之令下行于膀胱，凡有湿热，尽从膀胱下泄，则小水大行，何湿能存。水既直泻，则热亦难留。惟其肺气先虚，而后湿热郁蒸于胸膈之间，致肺燥而失其清肃之令，水气遂乘其燥而相入，燥与湿合而成热，湿热相留欲分入膀胱，而膀胱不受，欲走于皮毛之窍，而腠理未疏，不能越行于外，遂变现黄色于皮肤也。治法宜宣通肺气，健其脾胃之土。盖因肺气闭于上，而后水气塞于下，使肺气上通则水且下降，况重补其脾胃以生肺乎，此治肺疸必宜宣扬夫肺气也。方用扬肺利湿汤：

桔梗三钱 天花粉二钱 白术五钱 茯苓五钱 桑白皮三钱 茵陈三钱 猪苓二钱 黄芩五分 水煎服。一剂鼻塞通，二剂咽干润，三剂口澹除，四剂小水大利，十剂头面之黄尽散矣。

此方开腠理而生津液，则肺金有润燥之功。合之茯苓、茵陈、花粉、白术，则土气大旺，金气亦扬，清肃令行，而膀胱之壅热立通，小便利而黄色乌能独存哉。此症亦可用通气饮：

桔梗二钱 紫菀二钱 白术五钱 茯苓五钱 甘草三分 茵陈一钱 益智仁三粒 贝母二钱 水煎服。

4. 心疸之症，烦渴引饮，一饮水即停于心之下，时作水声，胸前时多汗出，皮肤尽黄，惟两目独白，人以为黄疸也，谁知是心中虚热以成之乎。夫心喜燥不喜湿，然过于燥，则未免易其性以喜湿矣。然而心终宜燥，而不宜湿。以湿济燥，可权宜行于一时，不可经常行于长久。盖水乃阴物，阴居阳地，不肯遽入于小肠，心又因水制，力不能分消，移其水以入于膀胱，故水停心下作声。而膻中乃心之相臣，见水邪犯心，且出其火以相救，战争于胸间，水得火炎，而热化为汗，时出于胸。其余之水，何能尽解，旁趋而出诸皮毛，乃壅闭而变为黄矣。一身皆黄而两目不变者，盖因肝开窍于目，心为肝子，邪见肝木之旺，不敢犯肝之界，两目正肝之部位，所以湿热不至于目，而无黄色之侵耳。然则治法，宜补肝气以生心，泻水湿以逐热，则黄疸不攻而自散也。方用**泻肝利湿汤**：

白芍一两 茯苓五钱 白术五钱 茵陈三钱 炒栀子三钱 木通一钱 远志一钱 水煎服。

一剂症轻，二剂又轻，十剂全愈。

此方补肝即所以补心，泻水即以泻热。倘徒治黄而不辨其脏气之生克，妄用龙胆草等药，必至变为寒黄之症，反难施治矣。此症用**茵陈苓术黄连汤**亦效。

茵陈三钱 茯苓 白术各五钱 黄连二钱 水煎服。

大泻门（二则）

1.人有饥渴思饮食，饮食下腹便觉饱闷。必大泻后快，或早或晚，一昼夜数次以为常，面色黄瘦，肢肉减削，此非胃气之虚，乃脾气之困也。夫脾与胃宜分讲也，能消不能食者，胃气之虚，由于心包之冷；能食不能消者，脾气之困，由于命门之寒也。今饥渴思饮食，食后反饱，饮后反闷，是胃能纳，而脾不能受也。但脾不能受，何至大泻后快？盖脾乃湿土，既无温暖之气，又受水谷，则湿以助湿，惟恐久留以害土，情愿速传之为快。譬如黄河之水，入于中州，既无高山峻岭以为防，又少深池大泽以为蓄，水过之处，土松水泛，易于冲决，其波涛汹涌，连泥带水，一泻千里，不可止遏，亦其势然也。日积月累，非断岸之摧崩，即长堤之迁徙也。脾正中州之土，其大泻之状，正复相同。治法不宜治胃，而宜治脾；不宜单治脾，兼宜治肾中之火。方用**奠土汤**：

白术一两 茯苓一两 砂仁五分 山药一两 人参五钱 萝卜子二钱 附子三分 半夏一钱 破故纸一钱 水煎服。

此方白术、茯苓、人参皆健脾之圣药，附子、破故纸助命门之神品，山药补肾之奇味，砂仁、半夏醒脾之灵丹，而萝卜子又分清浊之妙剂也。一二服便能止，泻止不必多用。然多用亦无妨碍，自能回阳于既危，生阴于将绝。此症用**加味四君汤**亦效。

人参 小茴香各三钱 白术 山药各一两 肉桂一钱 萝卜子一钱 甘草一钱 肉豆蔻一枚 茯苓五钱 水煎服。

2.人有长年作泻，五更时必痛泻二三次，重则五六次，至日间又不作泻，人以为脾胃之虚寒，谁知是肾与命门之虚寒乎。此等之病亦从脾胃虚寒而起，乃久泻亡阴，脾传入肾。苟肾中之火不衰，脾即传肾，久之而肾仍传于脾而自愈。惟其命门火衰，不能蒸腐水谷，脾遂传水湿之气于肾而不返矣。五更乃亥子之时也，其位在北，正肾水主令之时。水寒而火不能温，水乃大泻，此泻即《内经》所谓大瘕泻也。用止水之剂，反不能止，必须用补水之味，使亡阴者速生。尤须于补阴之中，兼补其火，则阳旺始能摄阴也。方用填坎汤：

山茱萸一两 茯苓一两 巴戟天五钱 肉桂三钱 车前子三钱 北五味三钱 人参三钱 芡实一两 白术二两 水煎服。

一剂泻轻，再剂泻又轻，连服十剂，断不再泻。此方脾肾兼补，又是分水止泻之药，则湿气自解。况得肉桂以温命门之气，则膀胱易于化水，宁复走大肠而作泻哉。此症用五神丹亦佳。

熟地二两 山萸一两 五味子二钱 破故纸 肉桂各二钱 水煎服。

痢疾门（四则）

1. 人有夏秋之间，腹痛作泻，变为痢疾，宛如鱼冻，久则红白相间，此是肝克脾土也。盖夏秋之间，寒热必然相杂，肝遇凉风，则木气不舒，上不能宣，必至下克。而脾胃之中受三夏暑热，欺肝木凋零，乃与肝木相争。肝木激而成怒，克土更甚。脾胃之土伤，难容水谷，遂腹痛而作泻矣。泻久而糟粕已尽，脾乃传肝木之气于肾，而肾见其子之气，乃相助而作恶，忘其自损母气也。红白相间者，肝不藏血而红见，肾不藏精而白见也。惟是肝内之血无多，肾中之精有限，何以能绸缪不断，如水之倾，如泉之涌也，不知六腑畏肝木之横，五脏助肾之困，交相成之也。治法急平其肝气之怒，少佐祛秽之药，则肝气不降而肾气顿收。不必止痢，脾胃之土自安，脾胃既安，何惧痢之有？方用平肝止痢汤：

白芍一两 当归五钱 栀子二钱 枳壳一钱 车前子二钱 甘草一钱 水煎服。

一剂痢轻，再剂痢又轻，三剂全愈。

此方全不去治痢，但去平肝而痢自止。盖痢之来也，始于肝；痢之成也，本于肾。平肝则肝气平，肝平而肾气亦平。肝肾之气平，而脾胃乌有不平者乎。今人但去治脾胃也，所以痢不能遽止耳。此症用和腹汤亦可。

白芍一两 当归五钱 枳壳三钱 广木香二钱 甘草一钱 水煎服。

2. 人有湿热作痢，大渴引饮，饮后又不甚快，心中懊憹，小便不利，红白相间，似脓非脓，似血非血，此是火热未解之故也。夫湿热之极，始成痢疾，但其中有湿轻热重，热轻湿重之分耳。如此等之痢，明是湿热两重之症。单消水，则热存而水难降；单清火，则湿在而火难除。必须两泻之，热与湿俱不能独存也。然而泻热必致伤阳，泻湿必致伤阴。治法必于补阴之中，佐以泻热湿之剂，则阴既不亏，阳亦无害。夫泻之既能损伤阴阳，则补阴亦宜补阳矣，何仅补其阴，即能不伤其阳也？不知阴阳原两相根也。泻热之药，仍走于大肠之内，虽损其阳，仍损其阴也。今补其阴，则阴不伤矣，何害于阳乎？此补阴之所以不必再补阳耳。方用滋阴止痢丹：

白芍一两 当归一两 大黄三钱 车前子五钱 槟榔二钱 萝卜子三钱 水煎服。

一剂脓血减，二剂懊恼除，三剂口渴解，而痢亦顿止矣。

此方奇在大黄与萝卜子并用，逐瘀秽实神，分清浊甚速，用之于白芍、当归之内，补以行攻，有攻之益，无攻之失。此症用通快饮亦佳。

黄连 茯苓各三钱 白芍一两 黄芩 车前子 枳壳各二钱 厚朴一钱 水煎服。

3. 人有湿热作痢，数日之后，腹不疼痛，如脓如血，阵阵自下，手足厥冷，元气欲绝，此是火变为寒而阴绝也。夫痢无止法，古人之语也。然痢实不同，有初起即宜止者，有日久而不可止者，未可执痢无止法一语，竟不用止也。然不止痢，不过久病之难瘥；若止痢，每至变生于不测，是痢又不可轻言止也。此等之症，正不可不止者，盖腹中作痛为邪，腹既不痛，何邪之有？腹不痛而脓血阵阵自下，乃气脱而欲崩也。手足厥冷，乃气脱而不能运也。必须看其舌之滑燥何如耳，热极则舌必燥，寒极则舌必滑也。热变为寒，其舌必滑，须先止其痢以救脱，不可泻其痢以攻邪矣。方用止脱救痢汤：

人参二两 白术二两 白芍一两 肉桂三钱 茯苓一两 甘草二钱 赤石脂末三钱 水煎服。

一剂手足温，二剂脓血止，三剂痢全愈。

减各药一半，去赤石脂，再服十剂，元气如故矣。此等之痢。世不常有，不可执此方以治痢。余论症不敢不备质于天师，以存此治法，救万人中之一人也。此症用加味四君汤亦效。

人参 白术各二两 肉桂三钱 北五味子三钱 茯苓一两 甘草三钱 水煎服。

4. 人有下痢纯血，色如陈腐屋漏之状，肛门大开，不能收闭，面色反觉红润，唇似朱涂，人以为痢疾之死症也。然治之得法尚可获生，以其症虽见死象，而气犹未绝，有可续之机也。凡下痢纯红，开手即宜用补阴之药，因人执痢无补法，以至如此不知痢症何常不可补也。用补阳之药以治痢，则有宜有不宜。用补阴之药以治痢，则实无不宜也。若一见红白，不问虚与不虚，动用攻邪逐秽之剂，以致白变红，红变陈腐屋漏之色也。夫下痢纯血，原是阳旺阴虚之症。不补阴以制阳，反助阳以攻阴，则阴气愈虚，虚极则阴气但有降无升矣。肛门大开，不能收闭，正有降无升之明验也。面色红润，唇如朱涂，正阳在上而阴沉下之显征也。阳宜降而反升，阴宜升而反降，则阴阳不交，不死何待乎？然能奄奄不死者，以其阴气虽降，而未绝也。治法急救其阴，以引其阳气之下降，兼补其阳，以提其阴气之上升，未必非死里求生之法也。方用补阴升提汤：

人参一两 熟地一两 白芍三两 茯苓一两 升麻二钱 甘草一钱 山药一两 北五味子三钱 山茱萸一两 诃黎勒三钱 水煎服。

一剂痢减半，再剂痢止。

倘服之仍如前之痢也。则阴已绝而阳不能交，不必再服。论此方乃救阴之奇方，提气之圣药。苟有阴气未绝，未有不可续之而升提者也。正不可因一用之无功，竟置此方于不用。如一见纯红之症，急以此方减半投之，何至有死亡之嗟哉。此症用续绝汤甚佳。

人参五钱 熟地 山茱萸 山药 芡实各一两 甘草一钱 北五味二钱 水煎服。

癥瘕门（三则）

1. 人有肝气甚郁，结成气块，在左胁之下，左腹之上，动则痛，静则宁，岁月既久，日渐壮大，面色黄槁，吞酸吐痰，时无休歇，人以为痞块也，谁知木郁而成瘕乎。夫肝木之性，最喜飞扬，不喜闭滞。肝气一郁，必下克脾胃。脾胃受克，则气不能畅行于脏腑，遇肝之部位，必致阻滞而不行，日积月累，无形化为有形，非血积而成瘕，必食积为癥也。治法舒其肝中之郁，助其脾胃之气，则有形仍化为无形矣。倘见有形，误认为食与血，妄用消食败血之剂，则脾胃之气大伤，而肝之郁仍不能解，势必其形愈大，往往有致死不悟者，不重可悲乎？方用平肝消瘕汤治之。

白芍一两 当归五钱 白术一两 柴胡一钱 鳖甲三钱 神曲一钱 山楂一钱 枳壳一钱 半夏一钱 水煎服。

四剂块小，又有四剂而块又小，十剂块全消矣。

此方全去平肝以解郁。郁气一舒，不来克脾胃之土，则土气自安。加白术以健脾开胃，则脾胃气旺，不畏肝气之克，则气自通，肝何阻滞之有。况用鳖甲、山楂皆是攻坚去秽之神药，何至有郁闷不舒哉。此症用化痰膏外治亦可。

大黄五钱 人参三钱 白术五钱 枳实三钱 丹皮二钱 鳖甲一两 神曲一两 山楂五钱 麦芽五钱 厚朴三钱 当归一两 白芍一两 使君子肉三钱 两头尖二钱 蒲公英一两 金银花一两 生甘草二钱 槟榔二钱 防风一钱 川乌一个 香油三斤 锅熬以上药，煎数沸，用白布将药渣沥出，再煎，油滴水成珠，然后再入后药末：

薄荷叶二钱 乳香 没药各五钱 麝香一钱 赤石脂二两 冰片二钱 阿魏三钱 血竭三钱 各为末，入油内再煎，又入炒过、水飞过黄丹末一斤，收之成膏矣。贴痞块，止消一个即消。其膏药须摊得厚，不可大也。

2.人有气虚下陷，饮食停住于脾胃之间而成块者，久则其形渐大，悠悠忽忽，似痛不痛，似动不动，人以为痞块也，谁知是阳气不升之故乎。夫脾胃之气，日动宜升，不可一朝下陷。倘饥饱劳役，以伤其形，房帏秘戏，以伤其骨，加之厚味醇醪，不节口腹，则脾胃之气何能升哉。于是阳闭于阴之中，阴离于阳之内，阴阳两不交接，饮食不易消化矣。即能消化而气结不伸，亦能成形，但其形外大而内歉，按之如空虚之状，见假象以惑人也。治法不必治块，惟升提阳气，则脾胃无下陷之虚，气块不消而自化矣。方用**补中益气汤**：

人参三钱 黄芪一两 当归三钱 陈皮一钱 甘草一钱 白术一两 柴胡一钱 升麻四分 半夏一钱 水煎服。

补中益气汤乃提阳气之圣药也。此病原是气虚，故用黄芪补气为君。用白术一两者，以块结于腹，取其利腰脐，以通上下之气。参、归助芪、术以健脾胃之土。土气既旺，用升、柴提之，则气尤易升。癥瘕之块，未必无痰涎之壅。加半夏入于陈皮、甘草之中，则消痰而又不耗气。同群共济，发扬阳气之升，即有邪结无不散矣。况原系气块，而非食块，有不立时消化者哉？多亦不过数剂，便可奏功也。此症亦可用**加减六君子汤**治之。

人参三钱 白术 茯苓各五钱 甘草 山楂 麦芽 厚朴各一钱 陈皮 枳壳各五分 神曲一钱 水煎服。

3.人有正值饮食之时，忽遇可惊之事，遂停滞不化，久成癥瘕者。医有作痞块治之不效，用补药治之亦不效。盖惊气之未收也。夫少阳胆气，主发生者也，一遇惊，则其气郁结不伸。胆与肝为表里，胆病而肝亦病，必加怒于脾胃之土。脾胃畏木气之旺，不能消化糟粕，于是木土之气两停于肠胃之间，遂成癥瘕而不可解也。治法必须开少阳之郁为先，佐之平肝之剂，则脾胃不畏肝胆之克，自能分消水谷，何至癥瘕之不散哉？方用逍遥散治之。

白术二钱 白芍五钱 当归三钱 柴胡二钱 陈皮一钱 半夏一钱 鳖甲三钱 甘草五分 茯苓三钱 水煎服。

一剂轻，二剂又轻，十剂全愈。

逍遥散乃解郁之神药也。肝胆二经之郁结开，则脾胃之癥瘕，不攻自破矣。此症用**消瘕汤**亦神效。

白芍一两 白术 鳖甲各五钱 甘草 郁金各一钱 枳壳五分 天花粉 丹皮 香附各二钱 茯苓 巴戟各三钱 白豆蔻二粒 广木香五分 水煎服。

山阴陈士铎敬之甫号远公又号朱华子著述
会稽陶式玉尚白甫号存斋又号□□□参订

疟疾门（五则）

1.人有发疟，先腰痛头疼目重，寒从背起，先寒后热，热如火炽，热止，汗出不能即干，遍身骨节无不酸痛，小便短赤，世俗皆称脾寒，此乃太阳膀胱经之疟也。夫风邪从太阳经而入，即疟邪也。惟是冬月风邪入太阳而成伤寒，若夏秋风邪入太阳而成疟耳。盖冬月之风乃至寒之风，夏秋之风乃至热之风也，风不同而病亦异。总之，无食无痰不能成疟。夏秋之间，明是热风作祟，裹住痰食不化，行于阴而作寒，行于阳而作热也。夫痰食之类，遇寒则停住，遇热宜流通。何反裹痰食而不化？此乃寒热酷烈，因脾胃之衰盛，以分胜衰。邪旺之极，正不能敌邪，遂至狼狈，无津液以养身体，骨节所以酸痛也，正既不能敌邪，邪势更张，反堵截其关津路口，小便不能遽出，而邪火入之，此所以短赤也。治法健脾胃之土，散太阳之邪，消痰化食，邪无所恃而自散矣。方用开邪散：

白术五钱 茯苓五钱 前胡一钱 柴胡一钱 甘草五分 猪苓二钱 人参一钱 青皮一钱 枳壳一钱 白豆蔻三分 山楂一钱 半夏一钱 水煎服。

一剂轻，再剂又轻，三剂全愈。

此方健脾胃之气，则土旺敢与邪战。健脾胃之中，用利水化湿之药，引邪直走于膀胱太阳之经，邪从太阳而入，仍从太阳而出，在本经尤易分消耳。方中不专散太阳之邪，而兼表少阳之郁。盖少阳乃太阳之去路，早断其窜走之途，则邪不得不仍趋太阳原路而去。况消痰化食之品，无不用之得宜，则堂堂之阵，自然望旗帜而惊遁矣。此症用加味四君汤亦甚效。

人参 甘草 桂枝各一钱 白术 茯苓各五钱 半夏二钱 水煎服。

2.人有发疟之时，身先发热，头疼鼻干，渴欲饮水，目眴眴不得眠，甚则烦躁，畏火光，厌听人声喧哗，人谓热病，谁知是阳明胃经疟乎。夫阳明胃土也，邪入阳明，其势自大。盖阳明多气多血之经，其容水谷亦至盛，宜足以容邪，何邪入反能作祟？盖水谷之气盛，正足资盗贼之粮也。譬如贼居深山，势不甚张，及至入于城市，则妄行流毒，恣其掳掠无有止足也。阳明胃经之邪，亦复如是。若胃中水谷未足充其饥渴，必索水以救其内炎。渴甚多饮，则水停于心胃之中，心气为水所遏，不得下交于肾，则心肾两开，何能寐乎？心不能下交于肾，则肾畏火炎，何敢上交于心，以滋心中之液，自然心无所养而烦躁生。火邪更炽，伤火畏火，喜静而不喜动。人声喧哗，安得不恶？总皆阳明热邪作祟也。治法可不急泻其阳明之热邪乎。然而火邪居于胃中，烁干津液，胃气必虚，但泻其邪，不补其正，则正气消亡，邪益跳梁，是终无痊可之日也。故必须补中以泻其火热之邪，则正不伤，而邪亦易解也。方用平阳汤：

干葛二钱 人参三钱 白术五钱 贝母三钱 橘红一钱 石膏三钱 麦冬五钱 柴胡一钱 茯苓五钱 水煎服。

一剂轻，再剂又轻，四剂全愈。

此方以人参、白术助脾胃之气，干葛、石膏泻阳明之火邪，贝母、橘红消阳明之痰食，麦冬滋肺经之炎，柴胡舒胆经之郁，茯苓泄太阳之滞，既攻补兼施，复彼此相制，邪安得不退避哉。此症用伐邪汤亦效。

石膏 人参各三钱 半夏 柴胡各二钱 麦冬五钱 茯苓一两 甘草 厚朴 枳壳各一钱 水煎服。

3. 人有疟病初发之时，往来寒热，口苦耳聋，胸胁胀闷作痛，或呕或不呕，人以为火热之疟也，谁知是少阳胆经之疟乎。夫风邪入于人身，不敢遽入于脏，每伏于半表半里之间，乘人虚弱而后深入，进退于表里，而寒热生焉。故进与阴相争则寒，出与阳相争则热。半表半里者，少阳之地也。疟发之时，必有寒热之兆。寒热之往来，适在少阳所主之位；口苦者，胆汁外泄也；耳聋者，胆气不舒也；胸胁胀闷作痛者，胆血有滞也；或呕或不呕者，胆邪挟痰食而上冲也。治疟之法甚多，乌可舍少阳而别治。然治少阳之疟，有偏阴偏阳之分，偏阴则多寒，偏阳则多热。有纯热无寒，有纯寒无热之时，补偏救敝，总不可离少阳而求协其和平也。方用和疟汤：

柴胡三钱 当归一两 白术五钱 茯苓五钱 半夏一钱 甘草五分 生姜五钱 白芍五钱 山楂一钱 青皮一钱 水煎服。

一剂轻，二剂又轻，三剂全愈。

此方无一味不入少阳之经络，又无一味不入脾胃之脏腑，祛邪复能辅正，解表随可固里，真和解之仙丹，非特祛疟之神剂也。此疟用首攻汤亦效。

白芍五钱 当归二钱 茯苓五钱 半夏二钱 香附三钱 羌活五分 甘草 神曲各一钱 水煎服。

4. 人有发疟之时，先寒作颤，寒后变热，面色苍白，善起太息之声，甚者状如欲死，或头疼而渴，人以为寒热相间之疟，谁知是厥阴肝经之疟乎。夫肝经之疟，由少阳胆经而入。若肝木自旺，则少阳之邪何敢深入？今因肝木之虚，邪遂乘机突入矣。肝气本急，邪入肝中，宜有两胁胀满之兆。兹安然不见有此等之病，是肝之大虚也。盖肝旺必怒，不怒而起太息之声者，是肝弱之极，不敢怒而又不能制其邪，故反生太息也。甚如欲死者，因气逆不能发声也。气逆则火升于上，而不易下降，咽喉自存火气而作渴矣。治法自宜急补肝以祛邪，不可纵邪以伐肝也。方用补肝祛疟汤：

白芍一两 当归一两 何首乌生用，一两 鳖甲三钱 茯苓五钱 青皮一钱 柴胡一钱 半夏二钱 甘草一钱 水煎服。

一剂轻，二剂全愈。

此方全不祛邪，纯补肝气，肝气旺而邪气难留。得柴胡引出于少阳之分，则邪有出路，自然易解矣。

此症用护肝汤亦效。

熟地 鳖甲各五钱 山茱萸二钱 何首乌三钱 白芥子三钱 当归一两 柴胡一钱五分 水煎服。

5. 人有发疟之时，先寒后热，寒从腹起，善呕，呕已乃衰，热过汗出乃已，人以为感邪作疟，谁知邪盛于太阴之脾经乎。夫脾乃湿土，原易生痰，食即难化，又得风邪合之，自易成疟。夫各经之疟，俱宜兼顾脾土，岂脾土自病，反置脾于不补乎。惟是脾乃湿土，其性原湿，单补脾土，则土不能遽健，痰湿之气不能骤消，呕吐之逆未易安也。必须兼补命门之火，则土得温和之气，而痰湿自化，风邪无党难于作威，欲久踞脾而不可得矣。故治法不治脾不可，单治脾亦不可也。方用温脾祛疟汤：

白术一两 茯苓五钱 山药五钱 芡实五钱 人参三钱 肉桂一钱 炮姜一钱 橘皮一钱 半夏一钱 甘草一钱 白豆蔻三粒 水煎服。

一剂呕吐定，二剂寒热除，三剂全愈。

夫疟病多本于脾寒，此方尤治脾寒圣药，凡是脾胃虚寒而得疟症者，将方煎服无不神效，正不必问其一日二日之疟也。此症用加味术苓汤亦效。

白术二两 茯苓五钱 半夏三钱 肉桂二钱 生姜一两 白豆蔻三粒 水煎服。

虚损门（六则）

1. 人有多言伤气，咳嗽吐痰，久则气怯，肺中生热，短气嗜卧，不进饮食，骨脊拘急，疼痛发酸，梦遗精滑，潮热出汗，脚膝无力，人以为痨怯之症也，谁知其先伤于气乎。夫伤气者，伤肺也。肺伤则金弱不能生水，肾经无滋化之源，何能分余润以养脏腑乎？肺金生热，则清肃之令不行，膀胱之气不化，脾胃俱失其运化之权。土亏而金益弱，金弱而水益虚，水难养肝而木燥，水难灌心而火炎。木强则侮金，火胜则克肺，欲气之旺也得乎？气衰则不能摄精，精涸则不能收汗，汗出则不能生力，此骨脊之所以酸疼，饮食懈怠而嗜卧也。治法必须先补其肺，更宜兼补脾胃。盖肺气不能自生，补其脾胃，则土能生金，脾胃为肺金之母也。方用益肺丹：

人参三钱 白术三钱 当归三钱 麦冬五钱 北五味三分 柴胡五分 荆芥五分 山药三钱 芡实三钱 水煎服。

四剂而脾胃之气开，又四剂而咳嗽之病止，又服四剂酸疼之疾解，又四剂潮热汗出之症痊，再服十剂，气旺而各恙俱愈。

或疑损其肺者益其气，未闻损其气者益其肺也？不知益肺实益气也。肺衰则气衰，肺旺则气旺，气衰乌可不补肺哉，若补肺何能舍脾胃而他补乎？此症亦可用壮气汤治之。

人参三钱 麦冬一两 甘草三分 百合一两 贝母三分 水煎服。

2. 人有失血之后，不知节劳慎色，以致内热烦渴，目中生花见火，耳内蛙聒蝉鸣，口舌糜烂，食不知味，鼻中干燥，呼吸不利，怠惰嗜卧，又不安贴，人以为痨瘵之渐也，谁知是伤血而成之乎。夫肝藏血，失血者乃肝不藏血也。然其由，非大怒以动其血，即大劳以损其血也。虽动与损不同，而补血、养血必宜合一。无如酒色财气，无非动血之媒；耳目口鼻，无非损血之窍。养血者既无其方，补血者又缺其药。此失血者，往往难痊，因循误治，不至于死亡不已也。倘一见失血，即用平肝止血之药治之，何至于濒伤不救。但失血成损，苟徒补其血，则血不可以骤生，而耗血之脏腑损于内，烁血之情欲损于外，亦必死之道也。盖补血必须补气，而养血必宜益精，使阴阳两资于上下，而中焦肝脏之血已损者能增，未损者能固也。方用缓中汤：

白芍一两 当归一两 人参一两 甘草一钱 熟地一两 山茱萸五钱 麦冬五钱 三七根末三钱 荆芥炒黑，一钱 炒黑姜炭五分 水煎服。

一剂睡卧安，二剂烦渴止，十剂病减半，二十剂又减半，三十剂全愈。

此方气、血、精同补之药也。然补气药少于补精血之药者，以失血之病，毕竟阴亏，吾重补其阴，而少补其阳，则阳能生阴，阳不至于大亢；阴能制阳，阴不至于太微，自然气行于血之中以生血，即血固于气之内以藏血也，宁尚有走失之患哉。况方中原有荆芥之引经，姜炭、三七根之止血，又用之无不咸宜者乎。此症用八物汤亦佳。

白芍 山药各五钱 当归 熟地 麦冬各一两 甘草五分 丹皮 沙参各三钱 水煎服。

3. 人有入房纵欲，不知葆涩，以致形体瘦削，面色痿黄，两足乏力，膝细腿摇，皮聚毛落，不能任劳，难起床席，盗汗淋漓，此损精而成痨症也。夫阴精足者，其人寿，未有精虚而能长年者也。然而精足者，举世绝无其人，所以肾有补而无泻，其或病或不病，亦分之于能节与不能节耳。世人贪片刻之欢，至于死亡无论也。泄精未至于死亡，乌忍其病而不救，要不能舍填精而别求异术也。然而填精实难，泄精既多者，不特伤肾，必且伤脾，脾伤胃亦伤矣。胃为肾之关门，胃伤则关门必闭，虽有补精之药，安能直入于肾宫。是补肾必须补胃，胃与脾为表里，补胃而补脾在其中，故填精之药，断宜合三经同治耳。方用开胃填精汤：

人参三钱 白术五钱 熟地一两 麦冬三钱 山茱萸三钱 北五味一钱 巴戟天一两 茯苓三钱 肉豆蔻一枚 水煎服。

连服十剂，精神生，饮食知味，胃气大开，再用十剂，可以起衰。再用十剂，前症顿愈。

此方虽非起死方，实系填精妙药。填精而精足，精足人可不死，然则此方正起死之方也，人亦加意而用之乎。此症用扶弱汤亦妙。

熟地一两 石斛 麦冬各五钱 北五味子一钱 巴戟天 菟丝子各三钱 山茱萸五钱 水煎服。

4. 人有行役劳苦，动作不休，以至筋缩不伸，卧床呻吟，不能举步，遍身疼痛，手臂酸麻，人以为痿症之渐也，谁知是损筋之故乎。夫筋属肝，肝旺则筋旺，肝衰则筋衰，损筋是损肝也，补肝其可缓乎？然肝之所以衰旺者，乃肾之故也。肾水生肝木，肾水足而肝气旺，肾水虚而肝气衰，故筋衰者必补其肝，而肝衰者必补其肾。虽然补其肾，肝受益矣；但肝又去生心，吾恐补肾以生肝，尚不暇养筋也，更须补其心气之不足，则肝不必去生心，肝木得肾之滋，枝叶条达，筋有不润者乎。方用养筋汤：

白芍一两 熟地一两 麦冬一两 炒枣仁三钱 巴戟天三钱 水煎服。

二剂筋少舒，四剂筋大舒，十剂疼痛酸麻之症尽痊矣。

此方心肝肾三经同治之药也。凡三经之病，均可用之，非独治伤筋不足之症，在人通用之耳。此症用舒筋汤亦效。

白芍 熟地各一两 甘菊 丹皮 牛膝 秦艽各二钱 白术五钱 枸杞二钱 葳蕤五钱 水煎服。

5. 人有久立腿酸，更立而行房，则两足必然无力，久则面黄体瘦，口臭肢热，盗汗骨蒸，人以为痨病也，谁知起于伤骨乎。夫骨中藉髓以能坚，骨无髓则骨空矣，又何所恃而能立乎。然而伤骨亦能耗髓，况立而行房则骨与髓两伤矣，何能不病哉。且伤骨中之髓者，即伤肾中之精也。髓涸者，肾水先涸也。肾涸不能化髓，骨中所以空虚也。故欲补骨中之髓，必先补肾中之精。方用充髓丹：

熟地二两 山茱萸一两 金钗石斛五钱 地骨皮三钱 沙参五钱 牛膝三钱 五味子一钱 茯苓三钱 水煎服。

此方填补真阴，使肾水充足，精满髓充而骨健也。倘用冷药以损胃，或用热药以助阳，则熬干津液，燥以益燥，必成为痨瘵而不可救矣。此症用龟鹿饮亦效。

熟地二两 山茱萸一两 金钗石斛 牛膝 虎骨 龟膏 杜仲各三钱 山药 鹿角胶 菟丝子 白术各五钱 水煎服。

6. 人有过于欢娱，大笑不止，遂至唾干津燥，口舌生疮，渴欲思饮，久则形容枯槁，心头出汗，人以为阴虚火动也，谁知是阳旺火炎哉。夫心属阳火，肾属阴水，阴水遇阳火而烁干，阳火必得阴水而灌溉。是火非肾水相交，不能止其炎上之性，惟是心中无液则心必燥矣。何心头偏能出汗耶？不知喜主心，而喜极反至伤心。盖喜极则心气大开，液不上行于唇口，尽越于心头之皮肉矣。故肾中之津到于心，即化为汗，何能上济于廉泉之穴，以相润于口舌之闲乎。明是心气之伤，截流而断塞也。然则治法不必补肾水之源，仍补其心气之乏，而廉泉之穴自通矣。方用通泉饮：

炒枣仁一两 麦冬一两 天门冬三钱 北五味一钱 人参三钱 丹参三钱 远志一钱 当归五钱 甘草一钱 柏子仁三钱 水煎服。

一剂口润，再剂心头之汗止，三剂诸症全愈。

此方补心气之伤，又是生津生液之药，何必补肾以通源哉。此症用玄参莲枣饮亦佳。

玄参三两 丹皮 炒枣仁各一两 丹参五钱 柏子仁 莲子心各三钱 水煎服。

痨瘵门（二则）

1. 人有纵欲伤精，两胫酸痛，腰背拘急，行立足弱，夜卧遗泄，阴汗痿靡，精神倦怠，饮食减少，而耳飕飕如听风声，人以为传尸之痨瘵也，谁知是自伤于肾，为初起之痨瘵乎。夫人之贪色，或立而行房，或劳而纵送，或一泄未已而再泄，或已劳未息而再劳，或兴未来而黾勉强合，或力已竭而带乏图欢，或天分厚薄，服春药而快志，或材具本小，学展龟以娱心，或行役辛苦犹然交会，或思虑困穷借以忘忧，一宵之欢遂成终身之疾，原不在妇女之众，与泄精之多也，不知节，便即成痨矣。必致失血，兼之吐痰咳嗽，夜热盗汗，畏寒畏热，似疟非疟，胸中似饥非饥，似痛非痛，饮馔之类，既不能多，复不能化。失情失绪，骨蒸火动，又思色以泄其火，见色而动其意，鬼交梦遗而不可止，于是发寒发热，骨髓之中遂生痨虫，因循至死，深可伤也。治法补真精之乏，开胃气之衰，加之杀虫之药，安在将死者之不可救乎。方用救瘵汤：

熟地五钱 白芍二钱 山药二钱 沙参三钱 地骨皮五钱 麦冬二钱 北五味十粒 人参五分 白薇五分 白芥子一钱 鳖甲一钱 茯苓一钱 水煎服。

十剂虫死，二十剂胃气大开，连服二月，精神渐旺。服一年而愈，然必须断色欲也。

此方补阴居多，少加人参以助胃气，则补阴而无腻滞之忧。即所用杀虫之药，非狼虎毒味可比，消弭于无形，所以有益无损也。此方看其平常，配合精良，以治初起之痨，实有神功耳。此症用救败汤治之。

地骨皮 丹皮各五钱 人参三分 白芍三钱 山药一两 甘草二分 水煎服。

2. 人有夜卧常惊，或多恐怖，心悬悬未安，气吸吸欲尽，淫梦时作，盗汗日多，饮食无味，口内生疮，胸中烦热，终朝无力，惟思睡眠，唇似朱涂，颧如脂抹，手足心热，液燥津干，人以为肾经之痨瘵，谁知肾传于心，而心初受病乎，夫心宫宁静，邪不可侵，邪侵于心，则神必越出于外，肾痨生虫，无形之邪气犯心，尚不可救，乌容有形之虫深入哉。不知虫虽有形，而虫之气亦无形，肾气既交于心，而肾中之虫气，乌得不上交哉。虫之气与肾之气自是不同，肾气交心，而心受益，虫气交心，而心受损，何必虫入心而心始病乎？然则治法不必治心，仍治肾可也。然而徒治肾而虫在，则虫之气仍在肾，心仍受虫之害也。故救心必须滋肾，而滋肾必须杀虫。方用起瘵至神汤：

熟地一两 山茱萸五钱 麦冬一两 茯苓五钱 山药五钱 芡实三钱 肉桂三分 白术三钱 杜仲一钱 鳖甲五钱 百部二钱 水煎服。

连服十剂，痨虫死矣。再服一月，肾气旺而心气安。再服一月全愈。

此方全是补肾安心之剂，惟鳖甲、百部乃杀虫之药，鳖甲深攻，引百部直入于至阴之内，又是补阴而不伤于髓，虫以为养身之味，讵知是杀身之味耶。虫死而肾无异气，则心气受益，而又有麦冬、茯苓、白术之相扶，自然庆安奠于宫中，喜敉宁于殿上也。此症用安养汤亦效。

人参 百部各一钱 山药一两 甘草三分 麦冬五钱 北五味十粒 白术二钱 茯神三钱 水煎服。

梦遗门（四则）

1. 人有用心过度，心动不宁，以致梦遗者，其症口渴舌干，面红颧赤，眼闭即遗，一夜有遗数次者，疲倦困顿，人以为肾虚之过也，谁知是心虚之故乎。夫心喜宁静，不喜过劳，过劳则心动，心动则火起而上炎，火上炎则水火相隔，心之气不能下交于肾，肾之关门大开矣。盖肾之气必得心气相通，而始能藏精而不泄。今心不能摄肾，则精焉得而不走乎。虽然心未常不恶肾之不藏也，无如心欲摄肾，而力不能也。然则治法何必治肾，补心中之虚，而梦遗自止矣。方用静心汤：

人参三钱 白术五钱 茯神五钱 炒枣仁 山药各一两 芡实一两 甘草五分 当归三钱 北五味十粒 麦冬五钱 水煎服。

二剂遗止，十剂永不再遗也。

此方大补心气之虚，全不去泻心之火。盖火之动，由于心之过劳，是火乃虚火，非心之实火也。实火可泻，虚火宜补。世人以实火泻之，此梦遗之所以不能止也。此症用断遗神丹亦效。

人参一两 山药五钱 芡实五钱 麦冬五钱 北五味一钱 水煎服。

2. 人有朝朝纵欲，渔色不厌，遂至梦遗不能止。其症腰足痿弱，骨内酸疼，夜热自汗，终宵不干，人以为肾火之作祟也，谁知是肾水涸竭乎。夫肾中水火两得其平，久战尚不肯泄，梦中之遗，实水火之不得平耳。火衰而水旺者亦能遗，火盛而水衰者亦能遗也。二者相较，火衰而遗者轻，火盛而遗者重。轻者略补火而即痊，重者非大补水而不能愈。盖火易接续，而水难滋益也。治法不必泻火，补肾水以制火可耳。方用旺水汤：

熟地一两 沙参五钱 北五味一钱 山药一两 芡实一两 茯苓五钱 地骨皮三钱 水煎服。

连服四剂，不遗矣。

此方纯是补精，绝不入涩精之药，以梦遗愈涩而愈遗也。补其精，则水足以制火之动。火不动，精能自止，何必涩之。今不特不涩，且用通利之药者，以梦遗之人精窍大开，由于尿窍之闭也。火闭其尿窍，则水走其精窍矣，通其尿窍，正所以闭其精窍也。倘用涩药，精窍未必闭，而尿窍反闭矣，何日是止精之时哉。此症用熟地添精丹亦佳。

熟地二两 麦冬 山药 芡实各一两 北五味一钱 水煎服。

3. 人有怒气伤肝，忽然梦遗，久而不止，凡增烦恼，泄精更多，其症两胁多闷，火易上升于头目，饮食倦怠，发躁发胀，人以为肝气之动也，谁知是肝血之燥乎。夫肝中有火，得血则藏，何无血则不能藏也？盖肝中之火，木中之火也。木缺水则木干，肝少血则肝燥，肝燥之极，肝中之火不能自养，乃越出于外，往来心肾之间，游魂无定而作梦。其梦每多淫梦者，因肝气之虚也。治法补肝血而少泻其火，则火不旺而魂自归，何梦而再至于遗也。方用润木安魂汤：

当归一两 白芍一两 甘菊花三钱 北五味五分 茯苓五钱 白术五钱 炒栀子一钱 金樱子三钱 甘草五分 水煎服。

二剂肝火平，又二剂肝血旺，又二剂梦遗止矣。再用十剂，永不再发。

此方寓泻于补之中，寓止于通之内，反能归魂而入于肝，涩精而收于肾也。倘不知补而徒泻之，不知通而单止之，则肝无血养，魂安能归哉？魂既不归，摇摇靡定，梦难断绝，遗亦宁有止日耶？此症用芍药润燥丹亦可。

白芍 山药各一两 炒栀子三钱 芡实一两 水煎服。

4. 人有心气素虚，力难久战，然又思慕美色，心中怦怦，遂至梦遗。其症阳痿不振，易举易泄，日日梦遗，后且不必梦亦遗，见美妇而心动，闻淫语而色移，听女音而神驰，往往走失不止，面黄体瘦，自汗夜热，人以为心肾之两虚也，谁知是心包之火[①]大动乎。夫心包为心君之相臣，代君行令者也。心气旺，则心包奉君令，而不敢上夺其权；心气衰，则心包奉君令，而反行其政矣。治法必须补心经之衰，泻心包之火，则梦遗可断，而自遗亦可止也。方用强心汤：

人参一两 茯神五钱 当归五钱 麦冬三钱 巴戟天五钱 山药五钱 芡实五钱 玄参五钱 北五味五分 莲子心三分 水煎服。

连服四剂，梦遗少矣。再服四剂，自遗少矣。再服一月，梦遗自遗均愈。服三月，不再发。

此方补心者居其七，泻心包者居其三。盖心包之旺，原因于心气之衰，补其心则心旺，而心包自衰。故少加玄参、莲子以泻心包之火，而君相两得其平矣。但必须多服始能奏功，积弱之势，成非一日，其由来者久也，渐移默夺之功，乌可责旦夕哉？此症用莲心清火汤亦效。

玄参 生地各五钱 丹参三钱 山药 芡实各一两 莲子心二钱 麦冬一两 北五味五分 天冬一钱 水煎服。

---

① 火：原作"心"，字之误，今改。

阴阳脱门（二则）

1. 男子久战不已，忽然乐极情浓，大泄不止，精尽继之以血，气喘而手足身体皆冷，人皆以男脱精为阳脱，女脱精为阴脱，其实男女俱有阴阳之脱，不必分男女以治之也。大约脱症俱宜治阳。盖精脱之后，精已尽亡，是无阴也。而阳气亦在将脱未脱之际，若不急救其阳气，则阳气一散，归阴甚速。况阴性迟而阳性速，徒补其阴则迁缓之极，何济于事乎？倘执补阴之说，阴已尽泄，内绝真阴之根，又从何处补起？是补阳可以续阴，而补阴难以引阳也。然阴尽继之以血，似乎血亦宜止。而止血之药，要不外涩药以闭之，但内已无阴，何从闭塞？不若用补气之剂，以助其阳气，阳旺而阴自能生，阴阳交济，气血交通，自然精生血闭，不涩之涩也。方用续阴救绝汤：

人参二两 白术三两 附子一钱 巴戟天一两 水煎服。

一剂血止，二剂阴生，连服四剂，可以不死。

此方补阳气之圣药也。用人参回绝，续于无何有之乡，用白术以通利其腰脐之气，用附子以追其散失之元阳，用巴戟天补其心肾之阴，仍是补阳之药，则阳回而阴亦回也。倘不用人参，止用附、术、巴戟，亦可夺命于须臾，然无参为君主之味，则附子之热无以驾驭，恐有阳旺阴消之弊。倘能以补阴之药济其后，亦不至有偏胜耳。此症用参附五味汤亦大效。

人参三两 附子二钱 北五味子三钱 水煎服。

2. 有妇人爱风月者，尽情浪战，以致虚火沸腾，阴精下脱，死去更苏，头目昏晕，止存游气，人以为阴脱也，谁知是阳脱乎。妇人主静不主动，最难泄精，以妇人满身纯阴，肾中独存阳气也。男子成仙者，采妇人之阳气，以为丹母，然而采者多，而能得之者绝少。凡妇人泄精必自动之极，而漏泄之时，其乐有不可言者，正泄其阳气也。阳气之泄，将一身骨髓之真阳，尽从胞胎之管而喷出，然亦止泄其气，而非泄其精也。惟火动之极，则肝气大开，血不藏矣，血不藏则精亦不能固，而肾中之真阴，亦随之俱泄。当此之时，妇人乃动极而不能自止，情愿身死以殉，故愈动而愈泄，而及至精尽一笑而亡。惟藉男子紧抱其身，以嘴哺气，阳不离阴之户，然后死去还魂，是阳脱而阴尚未绝耳，可不急救其阴乎。然而救阴不能回阳，必须仍救阳也。方用回阳救阴丹：

人参三两 黄芪三两 当归一两 茯神五钱 生枣仁三钱 北五味子一钱 水煎服。

一剂阳回，二剂阴生。

然后方中再加熟地一两，山茱萸五钱，一剂煎饮，连服一月，可以还元如故。

此方先用参以挽回于一时，后用熟地、山药以善后于平日。盖人参实能救脱以回阳，而不能救涸以填阴。先补阳而后补阴，则已脱之精可生，未脱之气易长，庶不至阳旺而阴消也。此症用参术汤亦可救。

人参三两 白术三两 水煎服。

淋证门（二则）

1. 人有小便流白浊者，如米泔之汁，如屋漏之水，或痛如刀割，或涩似针刺，溺溲短少，大便后急，此膀胱之火壅塞也。此症大约得之入房不使畅泄而忍精者居多。夫人精泄之时，必由腰肾而上趋夹脊，透泥丸而下喉咙，百节骨髓，无不同趋下走于阴器而出。倘少遏抑之，则精即止遏于中途而不得散，欲反原旧之百骸而不可得，于是不得已而走膀胱之路，欲随溺而泄也。夫膀胱化水而不化精，且与肾为表里，尤不肯将肾中之精外泄，故闭塞其口而精不得出。膀胱因精在门外，不敢化水而水不行，水不行而火乃炽，于是熬干水液，精色变而为浊，遂得下润于膀胱，而膀胱仍不受也，乃自流于阴器而出矣。治法泻膀胱之火，佐之以利水之味，则火随水流，精亦随火而散矣。方用散精汤：

刘寄奴一两 车前子五钱 黄柏五分 白术一两 水煎服。

一剂即愈。

此方用白术以利腰脐之气，用车前以利水，用黄柏以泄膀胱之火，用寄奴以分清浊，而此味性速，无留滞之虞，取其迅逐行水止血，不至少停片刻也。此症用桂车汤亦效。

车前子一两 肉桂三分 知母一钱 王不留行二钱 水煎服。一剂即通。

2. 人有小便流赤浊者，似血非血，似溺非溺，溺管疼痛，人以为血淋也，谁知是气虚血壅乎。夫气旺则血行，气衰则血闭。然气虚之人，多不能忍精而战，不能忍而必欲忍，则精塞水窍，气衰不能推送以出，由是积而内败，化为脓血矣。精化为血，而血无所归，仍流于膀胱，膀胱不能化血，随其自流。精化之血，相火犹存，火性作祟，所以疼痛也。虽然精即化血，精何能多，血亦宜少，何终日流而不能止？不知精①与血同类也。精既化血，则血以引精，何有底止乎。治法急宜止血为主，然不可徒止血也。止血必须补气，盖气能化血也。方用断血汤：

黄芪一两 当归五钱 三七根末三钱 茯苓三钱 丹皮三钱 水煎服。

---

① 精：原作"血"，字之误，今改。

一剂血淋止，二剂全愈。

此方用黄芪以补气，用当归以补血。气既旺，无难推送夫败浊矣。况所化精血，久已外出，所流者乃旧血，而非败血也。今用补气、补血之药，以生新血，新血一生，旧血自止，况有三七根之善于止血乎。方中用丹皮以清血中之火，茯苓以分其水中之血，自然清浊不至混杂，壅阻得以疏通也。世人不知治血淋之法，以湿热治之，往往至于困顿耳。此症用玄车丹亦甚效。

玄参 车前子各一两 水煎服。二剂即愈。

山阴陈士铎敬之甫号远公又号朱华子著述
会稽陶式玉尚白甫号存斋又号□□□参订

大便闭结门（三则）

1. 人有大便闭结者，其症口干舌燥，咽喉肿痛，头目昏晕，面红烦躁，人以为火盛闭结也，谁知是肾水之涸乎。夫肾水为肺金之子，大肠与肺为表里，肺能生子，岂大肠独不能生水乎？不知金各不同，金得清气则能生水，金得浊气不特不能生水，反欲得水以相养，故大肠得气之浊，无水则不能润也。虽然大肠之开合，虽肾水润之，亦肾火主之也。而肾火必得肾水以相济，无肾火，而大肠洞开矣。无肾水以济肾火，则大肠又固结而不得出，故肾虚而大肠不通，不可徒泻大肠也，泻大肠愈损其真阴矣。此等之症，老人最多，正以老人阴衰干燥，火有余而水不足耳。治法但补其肾中之水，则水足以济火，大肠自润矣。方用濡肠饮：

熟地二两 当归一两 肉苁蓉一两，水洗水浸，一日换水五次 水煎，空腹服。

一连数剂，无不通者。

此方用熟地补肾，用当归生血润肠，用苁蓉性动以通便，补阴而非亡阴，于老人尤宜，而少年肾虚之辈，亦何独不利哉。此症用濡肠汤亦效。

熟地 当归各一两 升麻五分 牛膝三钱 水煎服。

2. 人有大便闭结，小腹作痛，胸中嗳气，畏寒畏冷，喜饮热汤，人以为火衰闭结也，谁知是肾火之微乎。夫大肠属金，金宜畏火之刑，何无火而金反闭耶？不知顽金非火不煅，所以大肠必得火始能开合。大肠者，传导之官也，有火则转输无碍，无火则幽阴之气闭塞，其输挽之途，如大溪巨壑，霜雪堆积，结成冰冻，坚厚而不可开。倘得太阳照临，则立时消化，非大肠有火则通，无火则闭之明验乎。然而大肠本经，不可有火也。火在大肠，则大肠有太热之虞；火在肾中，则大肠无大寒之惧。倘肾中无火，则大肠何以传化水谷哉。治法必须补肾中之火，不必通大肠之结也。方用温肠开闭汤：

巴戟天一两 白术一两 熟地一两 山茱萸五钱 附子二钱 水煎服。

此方用巴戟、熟地、山茱萸以补肾，至阴之中，仍有至阳之气，又用白术以利腰脐。因附子直通其肾，迅达于膀胱，则火气薰蒸，阳回黍谷，雪消冰泮，何至固结闭塞哉。

此症用暖阳汤亦效。

白术 肉苁蓉各一两 附子一钱 水煎服。

3. 人有大便闭结，烦躁不宁，口渴舌裂，两目赤突，汗出不止，人以为火盛闭结也，谁知是胃火之沸腾乎。夫阳明胃火一发，必有烁干肾水之祸。大便不通，正胃火烁干肾水也。似宜急救息其火，但火性炎上，若以细微之水泼之，则火势愈烈而不可止，必得滂沱大雨，倾盆倒瓮，淋漓浇濯，则燎原之火庶几尽息。方用竹叶石膏汤：

石膏一两 知母三钱 麦冬一两 甘草一钱 茯苓二钱 人参五钱 竹叶一百片 粘米一撮 水煎服。

一剂火泻，二济便通，改用清肃汤：

玄参一两 麦冬五钱 白芥子三钱 竹叶三十片 甘菊花二钱 生地三钱 陈皮五分 丹皮二钱 水煎服。

十剂，大便永无闭结之苦。

前用白虎汤，以火势太盛，不得已，暂救肾中之水也。但石膏辛散，而性又猛烈，频用多用，反致损耗真阴，真阴一耗，则前火虽消，后火又将复起，况火之有余，水之不足也。与其泻火以损阴，何若补水以制阳之为得，所以改用清肃汤，补水以息阳火之余焰耳。此症用润胃丹亦效。

石膏五钱 知母一钱 玄参一两 生地五钱 牛膝三钱 甘草五分 水煎服。

小便不通门（二则）

1. 人有小便不通，点滴不能出，急闷欲死，心烦意躁，口渴索饮，饮而愈急，人以为小肠之热极也，谁知是心火之亢极乎。夫心与小肠为表里，小肠热极而癃闭，乃热在心而癃闭也。盖小肠之能开合者，全责于心肾之气相通也。今心火亢热，则清气不交于小肠，惟烈火之相迫，小肠有阳无阴，何能传化乎。小肠既不能传化，膀胱何肯代小肠以传化耶。况心肾之气，既不入于小肠，亦何能入于膀胱，以传化夫水哉。治法泻心中之火，兼利其膀胱，则心肾气通，小便亦通矣。方用凉心利水汤：

麦冬一两 茯神五钱 莲子心一钱 车前子三钱 水煎服。

二剂水出如注，四剂全愈。

此方补心之药，即凉心之药也。在心既无太亢之虞，在小肠又宁有大干之患。况又有滑利淡渗之味以通其水，则心气自交于肾，肾气自交于膀胱，气化易于出水，岂尚有不通之苦哉。

2. 人有小便闭结，点滴不通，小腹作胀，然而不痛，上焦无烦躁之形，胸中无闷乱之状，口不渴，舌不干，人以为膀胱之水闭也，谁知是命门之火塞乎。夫膀胱者决渎之官，肾中气化而能出，此气即命门之火也。命门火旺，而膀胱之水通；命门火衰，而膀胱之水闭矣。或曰：小水之勤者，由于命门之火衰也。火衰正宜小便大利，何反至于闭塞也？不知命门之火，必得肾水以相养，肾水衰而火乃旺，火旺者，水无力以制之也。无水之火，火虽旺而实衰；无火之水，水欲通而反塞。命门火衰而小水勤，衰之极者，勤之极；勤之极者，闭之极也。人见其闭，错疑是膀胱之火，反用寒剂，愈损其命门之火，膀胱之气益微，何能化水。改投利水之药，转利转虚矣。治法必须助命门之火，然徒助命门之火，恐有阳旺阴消之虑，必须于水中补火，则火生于水之中，水即通于火之内耳。方用八味地黄汤：

熟地一两 山茱萸五钱 丹皮三钱 山药五钱 泽泻三钱 伏苓五钱 肉桂三钱 附子一钱 水煎服。

一服即如注。

八味汤乃水中补火之圣药也。水中补火，而火无大炎之惧；火中通水，而水无竭泽之虞。即久闭而至于胞转，以此方投之，无不奏功于眉睫，况区区闭结哉。此症用行水汤亦甚效。

熟地二两 巴戟天 茯神 芡实各一两 肉桂二钱 水煎服。

内伤门（三则）

1. 人有好食肥甘烹炙之物，遂至积于胸胃久而不化，少遇风邪，便觉气塞不通，人以为伤风之外感也，谁知是内伤于食，因而外感乎。凡人胃气若强，则土能生金，肺气必旺，外邪不能从皮毛而深入也。惟胃气之虚，则肺金亦虚，邪始能乘虚而入。然胃不能自强，必假饮食之助，故胃气开则食易消，胃气闭则食难化，食易消则胃强，食难化则胃弱。世人多食，本欲助胃也，谁知多食反以损胃乎。胃损则胃弱，胃弱则肺何能强以外卫夫皮毛乎。是邪因内伤而入，非邪无引而直入也。治法乌可纯治外感哉。方用护内汤：

白术三钱 茯苓三钱 麦芽一钱 山楂五钱 甘草一钱 柴胡一钱 半夏一钱 枳壳五分 神曲八分 肉桂二分 水煎服。

一剂气塞通，二剂全愈。

此方乃消食神剂，又能祛逐外邪，且不伤胃气，真治内伤感邪初起之良法也，所以二剂奏功耳。此症用参茯甘桔汤亦效。

山楂十粒 麦芽 人参 桔梗各一钱 枳壳 甘草各五分 茯苓三钱 水煎服。

2.人有饥饱劳役，伤损津液，以致口渴舌干，又感风邪，头痛发热，人以为外感也，谁知是内伤于阴乎。夫人身非血不养，血足而津液自润，伤血而津液自少，血少则皮肤无养，毛窍空虚，风尤易入。然风虽入于皮肤，而不能骤进于经络，以阴虚而阳未衰也。阳与邪战而发热，故头痛耳。治法不必补阳，补其阴血之虚少，佐之祛风之味，则阴阳和合，邪安能久留哉？方用养阴辟邪丹：

当归五钱 白芍五钱 柴胡一钱 甘草一钱 蔓荆子五分 川芎三钱 天花粉一钱 茯苓三钱 水煎服。

一剂邪解，二剂全愈。

此方补血以养阴，则津液自生，原因津液之亏而邪入，津液足而邪有不出者乎。况川芎、蔓荆子能祛头上之邪，柴胡、炙甘草更善解纷之妙，天花粉与茯苓善消痰利湿，引邪尽从膀胱而去。治阴虚内伤感邪，莫良于此。倘用攻于补阳之中，则阳旺阴消，邪转炽矣，乌能速愈哉？此症养津汤亦可用。

柴胡 半夏 甘草 蔓荆子各一钱 丹皮 麦冬各三钱 玄参四钱 神曲五分 水煎服。

3.人有饥饱劳役，又感冰雪之气，或犯霜露之感，遂至腹痛畏寒，身热不解，人以为外感之症也，谁知是阳气之内伤乎。凡人阳气壮盛者，虽受冰雪霜露而亦不惧，惟饥饱损其脾胃，劳役困其体肤，则脏腑经络自先虚冷，此邪之所以易入也，虽有外邪，俱作正虚治之。况腹痛畏寒，尤是虚冷之验，外身虽热，内寒又何疑乎。方用加味六君子汤治之。

人参一钱 白术五钱 茯苓三钱 陈皮五分 甘草一钱 半夏五分 肉桂一钱 柴胡一钱 水煎服。

一剂痛止，而荡其内寒也。

倘疑身热而外邪之盛，纯用祛风利湿之剂，则损伤阳气，不啻下石，势必变症蜂起，成不可治之症矣。此症用双桂汤亦效。

白术五钱 茯苓三钱 肉桂 甘草各一钱 桂枝 羌活各五分 水煎服。

疝气门附奔豚（四则）

1.人有感浸寒湿，睾丸作痛者，冷即发痛不可忍，此湿气之入于肾经也。夫湿侵于肾，宜病在腰，何以腰不痛而在睾丸乎？不知睾属肾，肾气不至睾丸，则外势不能振兴。盖因肾得湿则寒，寒在肾，即寒在睾丸，而气结于腰肾之中，宜睾丸之不应矣，其睾丸作痛者，因疝气之成，虽成于肾气之寒，亦成于睾丸之湿也。当日泄精之后，人坐于寒湿之区，内外两感，睾丸独受之矣。治法温其肾中之寒，消其睾丸之湿，病去如扫矣。方用**救丸汤**：

肉桂二钱 白术二两 茯苓一两 薏仁一两 橘核一钱 水煎服。

一剂、二剂轻，三剂痛除，十剂全愈，不再发也。

此症乃少阴肾经之病。肾中寒极，而肾气不通；肾中湿重，而肾气更滞。去其寒湿，而肾气自行于睾丸之内。况肉桂、橘核尤善入睾丸，自然手到功成也。此症亦可用**桂荔汤**：

白术二两 肉桂二钱 山药一两 小茴香二钱 荔枝核三个，敲碎 水煎服。

2.人有感浸湿热，亦睾丸作痛，遇热即发，然痛不至甚，此热气之入于肾经也。夫①肾最恶热，肾中虚火自旺，尚有强阳不倒之虞。况邪火相侵，热以济热，睾丸作痛，乌能免哉。但火性甚急，火痛宜不可久，何终年累月不愈，即或暂时无恙，遇热复发者何为也？盖因热而又得湿耳。热性急而湿性迟，湿热交攻，热欲散而湿留，湿欲润而热燥，睾丸之内，竟成阴阳乖异，求其不痛得乎。治法去其湿热之气，疝病自除矣。方用**利丸汤**：

茯苓一两 薏仁一两 沙参二两 水煎服。

一剂轻，二剂又轻，十剂断根，不再发也。

此方以茯苓、薏仁分消其湿气，以沙参化其肾中之热，且沙参善能治疝，故两用之而成功耳。此症用**沙参汤**亦甚效。

茯苓 白术 沙参各一两 甘草一钱 丹皮五钱 肉桂二分 水煎服。

3.人有睾丸作痛，气上冲于肝，两胁胀满，按之益疼，人以为阴寒在腹，谁知是厥阴之气受寒也。盖睾丸不独通肾，而且通肝。阴器者，宗筋之聚也。筋属肝，睾丸可升可降，其膜实联系于阴器之间，故肝病而筋亦病，筋病而睾丸亦病矣。睾丸之痛，上冲于肝者，正显同气者其病亦同，乃肝气之冲于睾丸耳。方用**睾丸汤**：

白芍二两 小茴香三钱 橘核一钱 柴胡一钱 沙参五钱 水煎服。

一剂痛少止，二剂痛大止，三剂两胁之胀满尽除，四剂全愈。

此方平肝气而不冲于睾丸，得小茴香、橘核、沙参之类散睾丸之邪，两丸安奠，何至上下相连而痛哉。此症用**解疝汤**亦神。

肉桂二钱 白芍 白术各二两 柴胡一钱 沙参五钱 水煎服。

---

① 夫：原作"天"，字之误，今改。

4. 人有膀胱闭癃，小水不利，睾丸牵痛，连于小肠相掣而疼者，皆云小肠之气，谁知是膀胱之热结耶。夫膀胱化水者也，膀胱寒则水不化，热亦不化，水不化而热结膀胱，水必分于经络。水入睾丸，丸乃日大，往往有囊大如斗而不能消者，是必分消其水矣。然但消其水，不解其热，则膀胱之火，直趋睾丸，其疼更甚。方用散丸汤：

茯苓一两 野杜若根枝一两 沙参一两 水煎服。

一剂痛除，二剂丸渐小，连服二剂，水泄如注，囊小如故矣。

此方之奇，奇在杜若，非家园之杜若也，乃野田间所生蓝菊花是也。此物性寒而又善发汗，且能直入睾丸以散邪，故用以助茯苓、沙参既利其湿，又泻其热，所以建功特神。惟是此药发汗，服此方后，即用当归补血汤数剂，以补气血，则自无太虚之患也。此症用散癃汤亦佳。

茯苓一两 车前子三钱 肉桂二分 草薢二钱 甘草一钱 黄柏 知母各一钱 水煎服。

阴痿门（三则）

1. 人有交感之时，忽然阴痿不举，百计引之，终不能鼓勇而战，人以为命门火衰，谁知是心气之不足乎。凡入房久战不衰，乃相火充其力也。阴痿不举，自是命门火衰，何谓是心气不足？不知君火一动，相火翕然随之，君火旺而相火又复不衰，故能久战不泄。否则，君火先衰，不能自主，相火即怂恿于其旁，而心中无刚强之意，包络亦何能自振乎。故治阴痿之病，必须上补心而下补肾，心肾两旺，后补命门之相火，始能起痿。方用起阴汤：

人参五钱 白术一两 巴戟天一两 黄芪五钱 北五味子一钱 熟地一两 肉桂一钱 远志一钱 柏子仁一钱 山茱萸三钱 水煎服。

连服四剂而阳举矣，再服四剂而阳旺矣，再服四剂，必能久战不败。苟能长服至三月，如另换一人，不啻重坚一番骨，再造一人身也。

此方大补心肾之气，不十分去温命门之火，而火气自旺。世人不识补心以生火，则心气既衰，火旺则焚心矣。不识补肾以生火，则肾水既亏，而火旺则损肾矣。心焚而肾损，虽火旺何益乎？及足以烧干阴血，势必阳旺阴消，而不可救耳。此症用济阳丸亦妙。

人参六两 黄芪半斤 鹿茸一个，酒浸切片，又切作小块，粉炒 龟膏半斤 人胞一个，火焙 麦冬四两 北五味一两 炒枣仁三两 远志二两 巴戟天半斤 肉桂三两 白术八两 菟丝子一斤 半夏一两 砂仁五钱 黄连八钱 神曲一两 各为末，蜜为丸，每日白滚水送下五钱，服一月阳举矣，且能善战。

2.人有精薄精冷，虽亦能交接，然半途而废，或临门即泄，人以为命门之火衰，谁知是脾胃之阳气不旺乎。夫脾胃属土，土生于火，脾胃之阳气不旺，仍是命门之火衰。盖命门之火乃先天之火，脾胃之土乃后天之土也。后天之土，本生于先天之火，先天之火不旺，则后天之土不能生。然脾胃之土虽属后天，而其中未常无先天之气。命门之火寒，则脾胃先天之气何能生哉？命门既不能生脾胃先天之气，而脾胃后天之气益加衰微，欲其气旺而能固，精厚而不薄，乌可得乎。治法必须补先天命门之火，更补后天脾胃之土，则土气既旺，火又不衰，庶几气温精厚乎。方用火土既济丹：

人参一两 白术一两 山茱萸一两 菟丝子一两 山药五钱 巴戟天一两 肉桂一钱 水煎服。

连服十剂而精厚矣，再服十剂而精温矣，再服三月，永不再弱。

是方健脾胃之土，仍是补命门之火，湿气去而精纯，寒气去而精暖，寒湿既除，阴气消亡而阳气健旺，何至成怯弱之病哉？此症用旺土丹亦甚佳。

人参六两 白术 黄芪各一斤 巴戟一斤 茯苓五两 山萸肉半斤 菟丝子八两 肉豆蔻二两 北五味一两 肉桂三两 破故纸四两 杜仲八两 山药八两 芡实八两 神曲三两 各为末，蜜为丸，每日白滚水送下五钱，服一月，阳事改观，而精亦不薄冷矣。

3.人有年少之时因事体未遂，抑郁忧闷，遂至阳痿不振，举而不刚，人以为命门火衰，谁知是心火之闭塞乎。夫肾为作强之官，技巧出焉，藏精与志者也。志意不遂，则阳气不舒。阳气者，即肾中之真火也，肾中真火，原奉令于心，心火动而肾火应之，心火抑郁而不开，则肾火虽旺而不能应，有似于弱而实非弱也。治法不可助命门之火，如助命门之火，则火旺于下，而郁勃之气不能宣，必有阳旺阴消之祸，变生痈疽而不可救，宜宣通其心中之抑郁，使志意舒泄，阳气开而阴痿立起也。方用宣志汤：

茯苓五钱 菖蒲一钱 甘草一钱 白术三钱 生枣仁五钱 远志一钱 柴胡一钱 当归三钱 人参一钱 山药五钱 巴戟天三钱 水煎服。

二剂而心志舒矣，再服二剂而阳事举矣，不必多剂也。

盖此病原因火闭而闷其气，非因火寒而绝其烬也，故一升火而阳痿立起矣。此症用启阳娱心丹甚佳。

人参二两 远志四两 茯神五两 菖蒲一两 甘草 橘红 砂仁 柴胡各一两 菟丝子 白术各八两 生枣仁 当归各四两 白芍 山药各六两 神曲三两 各为末，蜜为丸，每日白滚水送下五钱，服一月，阳不闭塞矣。

痰证门（四则）

1. 人有肠胃之间，沥沥有声，饮水更甚，吐痰如涌，人以为痰饮之病，谁知是胃气之虚乎。夫胃为水谷之海，饮食无不入于胃中，游溢精气，上输脾胃，下输膀胱，水精四布，五经并行，此胃气之旺而然也。倘胃气一虚，仅能消谷，不能消水，由是水入胃中，不存于胃而下流于肠，故沥沥有声也。其症初犹不觉，久之水之精华，变为混浊，遂成痰饮，团聚于呼吸难到之处而上涌矣。然则痰之来也，由于胃气之虚；痰之成也，由于水气之盛。治痰必先消水，消水必先健胃，但徒补胃土，而胃气不能自旺。盖胃气之衰，由心包之气弱也，补胃土必须补心包之火耳。方用散痰汤：

白术三钱 茯苓五钱 肉桂五分 陈皮五分 半夏一钱 薏仁五钱 山药五钱 人参一钱
水煎服。

此方即二陈汤之变也。二陈汤止助胃以消痰，未若此方助心包以健胃。用肉桂者，不特助心包之火，且能引茯苓、白术入于膀胱，以分消其水湿之气，薏仁、山药又能燥脾，以泄其下流之水，水泻而痰涩无党，不化痰而化精矣，岂尚有痰饮之不愈哉。此症用运痰汤亦效。

人参 半夏各三钱 茯苓一两 陈皮三分 益智仁五粒 肉桂一钱 水煎服。

2. 人有水流胁下，咳唾引痛，吐痰甚多，不敢用力，人以为悬饮之病，谁知是胃气之怯乎。夫饮水宜入于肠，今入于胁，乃胃气之逆也。苐胃不怯，则胃之气不逆，胃气旺而水怯，胃气怯而水旺。欲使水逆而归于顺，必使胃旺而后可导其水势之下行，提其胃气之上升，自然怯者不怯，逆者不逆也。方用弱痰汤：

人参一钱 茯苓五钱 荆芥一钱 薏仁一两 陈皮五钱 天花粉三钱 枳壳三分 白芥子二钱 水煎服。

上能消膜膈之痰，下能逐肠胃之水，助气则气旺，而水降矣。倘徒用消痰之药，不补其胃气之虚，则气降而水升，泛滥之祸不止矣。此症用加味四君汤亦效。

人参 白芍各三钱 白术 茯苓各五钱 陈皮五分 益智仁一钱 甘草三分 水煎服。

3. 人有痰涎流溢于四肢，汗不出而身重，吐痰靡已，人以为溢饮之病，谁知是胃气之壅乎。夫天一生水，流灌无处不到，一有瘀蓄，则秽浊丛积，水道泛滥而横流旁溢矣。凡水必入胃，胃通而水何能积。惟胃土有壅滞，水不走膀胱而顺流，乃由胃而外渗于四肢，四肢无泄水之路，必化汗而出。然水能化汗，由于胃气之行也。今胃既壅阻，胃气不行，何能化汗，水又何从而出。身重者，正水湿之征也。四肢水湿不能出，自然上涌而吐痰矣。治法必顺其性，因势利导之，庶几泛滥之害可除。开胃土之壅，而膀胱小肠之水道自通。然土壅由于肝木之克，宣肝气之郁，补胃气之虚，胃壅可开矣。方用启闭汤：

白术三钱 茯苓五钱 白芍三钱 柴胡五分 猪苓一钱 厚朴一钱 泽泻一钱 半夏一钱 水煎服。

连服四剂而痰消，再服四剂而身轻矣。

此方即四苓散之变也。加入柴、芍以舒肝，加入厚朴以行气，加入半夏以消痰，自然气行而水亦行，气化而痰亦化矣。此症用白花饮亦佳。

白术五钱 薏仁 茯苓各一两 甘草五分 天花粉三钱 柴胡一钱 枳壳五分 水煎服。

4. 人有咳逆倚息短气，其形如肿，吐痰不已，胸膈饱闷，人以为支饮之症，谁知是胃气之逆乎。夫胃为水谷之海，宜顺不宜逆，顺则水化为精，逆则水化为痰。然逆有深浅之不同，逆浅而痰入于胸，逆深而痰入于膈。然而胃气之逆，致痰饮上行，竟入于胸膈之间，则其逆亦甚。而逆何以至此也，胃为肾之关，肾虚而气冲于胃，则胃失其启阖之权，关门不闭，反随肾气而上冲，肾挟胃中之痰而入于肺，肺得水气而侵，故现水肿之状，咳逆倚息之病生。其症似乎气之有余，而实气之不足，故短气而不可以接续也。治法转胃气之逆，而痰可降；补肾气之虚，而胃可顺矣。方用转胃汤：

山药一两 薏仁一两 人参一两 白术五钱 牛膝三钱 附子一分 陈皮三分 苏子二钱 麦冬一两 白芥子三钱 水煎服。

一剂胃气平，二剂胃气转，三剂咳逆短气之症除，四剂全愈。

此方转胃为名，而实所以转肾气之逆也。肾逆而后胃逆，然则肾转正所以转胃也。此等之病，非此大剂，则胃之气必不能通于胃之中，而肾之气必不能归于肾之内。倘日日治痰，则耗损胃气，而肾气益逆，何日是降痰之时哉，势不至于死不已也。此症用加味参术苓桂汤亦佳。

人参 茯苓 麦冬 山药各五钱 白术一两 破故纸一钱 苏子 肉桂各一钱 水煎服。

辨证录卷之十

山阴陈士铎敬之甫号远公又号朱华子著述
会稽陶式玉尚白甫号存斋又号□□□参订

鹤膝门（二则）

1.人有足胫渐细，足膝渐大，骨中酸疼，身渐瘦弱，人以为鹤膝之风，谁知水湿之入骨乎。夫骨最坚硬，湿邪似难深入，何竟入于膝乎？此因立而行房所成也。凡人行房，必劳其筋骨，至于精泄之后，则髓必空虚，髓空则骨空，邪即乘其虚空而直入矣。若膝则筋骨联接之处，骨静而膝动，动能变而静不能变也。不变者形消，能变者形大。但其病虽成于肾精之虚，而治病断不可单治其肾，因所犯者湿耳。湿乃阴邪，阴邪必须以阳气祛之。肾之精，阴水也。补精则精旺，阴与阴合，阴无争战之机，不战而邪何能去？故不当补精而当补气。方用蒸膝汤：

生黄芪八两 金钗石斛二两 薏仁二两 肉桂三钱 水煎二碗，先服一碗，即拥被而卧，觉身中有汗意，再服第二碗，必两足如火之热，切戒不可坐起，任其出汗，至汗出到涌泉之下，始可缓缓去被，否则万万不可去也。

一剂病去大半，再剂病全愈。

此方补气未免太峻，然气不旺不能周遍于一身，虽用利湿健膝之药，终不能透入于邪所犯之处，而祛出之也。第大补其气，而不加肉桂之辛热，则寒湿裹住于膝中，亦不能斩关直入于骨髓而大发其汗也。至于绝不治风者，以此病原无风也。若作风治，愈耗其气，安得取效哉。此症用加味芪桂汤亦妙。

黄芪三两 肉桂三钱 破故纸二钱 牛膝三钱 水煎服。服必有大汗如雨，二服愈。

2.鹤膝之症有二，一本于水湿之入骨，一本于风湿之入骨也。前条乃言水湿入骨，未言风湿入骨之症。大约水湿之病，骨重难移；风湿之症，骨轻可走，至于酸痛则一也。虽然酸痛亦有微别，水湿之痛在一处而不迁；风湿之痛移来移去而无定。治法不可徒治风湿也，用散膝汤治之。

黄芪五两 防风三钱 肉桂五钱 茯苓一两 水煎服。

服后亦拥被而卧，听其出汗，不必惊惶，汗出愈多，去病愈速。夫黄芪原畏防风，得防风而功更大。吾多用黄芪，正恐人之难受，加入防风，能于补中以行其气。得肉桂之辛散，引入阳气，直达于至阴之中。又得茯苓共入膀胱，利水湿之邪，内外兼攻，内既利水而外又出汗，何风湿之不解哉。惟是大汗淋漓，人恐有亡阳之惧，谁知用散药以出汗，若为可虑，今用黄芪补气以出汗，乃发邪汗而非损正汗也。邪汗能亡阳，正汗反能益阳耳，所以二剂而收全功也。此症用薏术防桑汤亦效。

防风三钱 桑叶二两 陈皮一钱 破故纸二钱 薏仁一两 白术一两 水煎服。亦必出大汗而愈，只消一剂也。

疠风门（一则）

1.人有头面身体先见红斑，后渐渐皮破流水成疮，以致须眉尽落，遍身腐烂，臭秽不堪，人以为大麻风也，谁知是火毒结成之病乎。大麻风之病，南粤甚多，以其地长蛇虫，热毒之气裹住于皮肤之间，湿蒸之气又藏遏于肌骨之内，故内外交迫，蕴结不能遽宣，反致由斑而破，由破而腐也。此系最恶之病，不特南粤多生此病也。盖毒气何地蔑有，湿热乃天地所成，正不可分南北也。治法必以解毒为先。然而近人元气虚者甚众，徒泻其毒，未必不先损其正，惟是补正又恐引邪入内，要当于补中散邪为妙。方用散疠汤：

苍术三钱 熟地一两 玄参一两 苍耳子三钱 车前子二钱 金银花二两 薏仁五钱 水煎服。

连服十剂，可半愈也，再服十剂，必全愈。

此方补肾健脾，又有散风、去湿、化毒之品，则攻补兼施，正旺而邪退也。倘纯用寒凉，或全用风药，鲜有奏功者矣。此症用黄金汤亦效。

大黄五钱 金银花半斤 水煎汁三碗，分作三次服，一日服完，必然大泻恶粪。后单用金银花三两，连服十日全愈。

遗尿门（一则）

1.人有夜卧遗尿者，其人畏寒喜热，面黄体怯，大便溏泄，小水必勤，人以为小肠之虚，谁知肾气之虚乎。夫肾与膀胱为表里，膀胱之开阖，乃肾主之也。盖膀胱奉令于肾，肾寒则膀胱自不尊肾之令，故肾不闭而膀胱亦不闭也。治法约肾之水而水寒，不若温肾之水而水缩也。方用温泉饮：

白术一两 巴戟天一两 益智仁三钱 肉桂一钱 水煎服。

一剂即止遗，连服四剂，不再遗矣。

此方脾肾两补之法。肉桂温命门之寒，益智断膀胱之漏，且白术通腰脐之气，自然病与药宜。盖遗尿之病，虽成于肾寒，亦由腰脐之气不通，则水不走于小肠，而竟走于膀胱也。通其腰脐之气，则水迂回其途，自走小肠。小肠与心为表里，而心气能摄之而不遽遗也。且白术又上能补心之气，心气虚则水泻，心气旺而水又难泻矣。心肾交而泉温，亦心肾交而泉缩矣。此症可用萸术益桂汤治之。

山茱萸五钱 白术一两 肉桂一钱 益智仁一钱 水煎服。

脱肛门（二则）

1.人有脱肛者，一至大便，则直肠脱下，而不肯收，久则涩痛，人以为肠虚下陷也，谁知阳气之衰，不能升提乎。夫脱肛之症，半成于脾泄，泄多则亡阴，阴亡必至下坠，而气亦下陷，肠中湿热之污秽，反不能速去为快，于是用力虚努，过于用力，直肠随努而下矣。迨至湿热之邪已尽，脱肛之病已成，必须升提阳气，佐之去湿去热之剂。然而，提气非用补气之药，则气不易升，补气不用润肠之味，则肛无难脱，要在兼用之为妙也。方用提肠汤：

人参三钱 黄芪五钱 当归三钱 白芍一两 升麻一钱 茯苓三钱 槐米一钱 薏仁五钱 水煎服。

连服四剂，肛肠渐升而入。再服四剂，不再脱。

此方补气以升提，则气举于上焦，一身之滞气自散。润肠则肠滑，湿热自行矣。此症亦可用加味补血汤：

黄芪 当归各五钱 升麻一钱 北五味子十粒 连服十剂全愈。

2.人有不必大便而脱肛者，疼痛非常，人以为气虚下陷也，谁知大肠之火奔迫而出之乎。夫大肠属金，原属于肺，肺与大肠为表里，休戚相关。大肠不胜火气之炎烧，不得已欲求救于肺，而肺居膈上，远不可救，乃下走肛门，聊为避火之计。肛门既属于肺，大肠畏火，岂肛门独不畏火耶。况魄门与大肠，既有同气之好，祸难相救，宁忍坐弃，故以己之地方甘心让客，而己身越境，以避其气，此肛门、直肠所以脱出于粪门之外也。疼痛者，火焚被创，无水以养，故干燥而益疼也。此等之病，用升提之法，全然不效，反增其苦楚。盖升提之药，多是阳分之品，阳旺则阴虚，阴虚则火益胜，安有取效之日哉。治法宜急泻其肠中之火，火息而金自出矣。然而大肠之火不生于大肠也。胃火盛而大肠之火亦盛，肾水干而大肠之水亦干，单治大肠之火，而不泻胃中之火，单治大肠之水，而不益肾中之水，则大肠之水不生，而大肠之火亦不息，何以使大肠之气返于腹中，肛门之肠归于肠内哉？方用归肠汤：

玄参一两 石膏三钱 熟地一两 丹皮三钱 当归三钱 地榆三钱 槐花二钱 荆芥炒黑，三钱 水煎服。

一剂痛安，再剂肠升，三剂全愈。

此方胃肾同治，兼去清大肠之火。水源不断，则火气自消，有不急返者乎。客去而主归，此必然之理也。此症用榆地玄归汤亦效。

地榆三钱 当归一两 玄参一两 生地一两 水煎服，连用十剂全愈。

强阳不倒门（二则）

1. 人有终日举阳，绝不肯倒，然一与女合，又立时泄精，精泄之后，随又兴起，人以为命门之火，谁知阴衰之极乎。夫阴阳原两相平者也。无阳则阴脱而精泄，无阴则阳孤而势举，二者皆能杀人。彼此相较，阴脱之症骤而死，阳孤之病缓而死。似乎骤而死者难治，缓而死者易医。而孰知阴脱之症，其阳不绝，补阳可以摄阴；阳孤之病，其阴已涸，补阴难以制阳。盖阳生阴甚速，阴接阳甚迟，故脱阴留阳者，往往可援，孤阳无阴者，每每不救耳。虽然阴根于阳，补阳而阴可生，安在阳不根阴，而补阴即不能生阳乎。使强阳不倒之人，尚有一线之阴在，则阴必可续而可生，阴既生矣，则阳不为孤阳，阴日旺而阳日平，谁谓非死里求生之妙法乎。方用平阳汤：

玄参三两 山茱萸一两 沙参二两 地骨皮一两 丹皮一两 水煎服。

连服二剂，而阳不甚举矣。又服四剂，阳又少衰矣。再服四剂，阳平如故。

此方纯是补阴之药，更能凉其骨中之髓。又恐过于纯阴，与阳有格格不入之意，复加入山茱萸，阴中有阳也，使其引阴入阳，以制其太刚之气，真善于制刚也。倘见其火旺之极，妄用黄柏、知母以寒凉折之，毋论水不可以灭火，反激动其龙雷之怒，阴不能入于阳之中，阳反离夫阴之外，有不至于死亡而不可得也。此症亦可用济阳汤治之。

熟地二两 玄参 麦冬 沙参各一两 久服自安。

2. 人有终日操心，勤于诵读，作文之时，刻苦搜索，及至入房，又复鼓勇酣战，遂至阳举不倒，胸中烦躁，口中作渴，两目红肿，饮之以水不解，人以为阳旺之极，谁知心肾二火之齐动乎。夫心肾无一刻不交，心交于肾，则肾火无飞腾之祸：肾交于心，则心火无亢烈之忧。若日劳其心，则心不交于肾；夜劳其肾，则肾亦不交于心。心肾不交，则水火无既济之好，觉一身上下，无非火气，于是心君失权，肾水无力，而命门之火与心包之火反相合而不相离，骨中髓动，髓海煎熬，肝中龙雷之火亦起而相应，三焦之火亦且附和，以助其炎上之势，火尽上升，阳无所寄，势不得不仍归于下，下又难藏，因走于宗筋阴器之间，阳乃作强而不可倒矣。此等之病，至危之症也，非迅解二火，阳何能倒。然解火又禁用寒凉以直折其火，盖二火乃虚火，而非实火。惟有引火归经，少用微寒之品，以退其浮游之火，则火自归源，而鲜决裂之虞。方用引火两安汤：

玄参一两 麦冬二两 丹皮五钱 沙参一两 黄连一钱 肉桂一钱 水煎服。

一剂而火少衰，二剂而阳乃倒矣。连服四剂，而火乃定。

减黄连、肉桂各用三分，再服数剂，两火不再动矣。此方补阴以退阳，补阴之中又无腻重之味，得黄连、肉桂同用，以交心肾，心肾合而水气生，水气生而火自解。况玄参、麦冬、沙参又是退火之味，仍是补水之品，所以能退其浮游之火，解其亢阳之祸也。此症亦可用加减济心丹：

人参 炒枣仁各五钱 熟地 玄参 麦冬 丹皮各一两 莲子心 茯苓各三钱 水煎服。

四剂即安。

发斑门（二则）

1. 人有身不发热，胸胁之间发出红斑，不啻如绛云一片，人以为心火热极，谁知胃火之郁极乎。夫胃火本宜炎上，何郁滞不宣？盖风寒外束之也。火欲外出，遇寒遏抑之，则火不得出而内藏。然而火蕴结于胃中，终不能藏之也，于是外现于皮肤，发红云之斑矣。此时以凉药逆投之，则拂其热之性，而变为狂；以热药治之，则助其火之势，而增其横。必须以风药和解之为得，又不可竟用风药也。大约火旺者水必衰，不补其水，仅散其火，则胃中燥热何以解氛，不得风而愈扬乎。诚于水中散其火，则火得水而有制，水佐风而息炎，斑且消灭于乌有，断不至发汗亡阳，以成不可救之症也。方用消红汤：

干葛二钱 玄参一两 当归一两 芍药五钱 升麻一钱 生地一两 麦冬一两 甘草一钱 天花粉二钱 水煎服。

此方补阴以制火，凉血以化斑，但用散而不用寒，但用和而不用战，自然郁宣而热减，水旺燥除，何斑之不尽消哉。此症用散云汤亦神。

葛根三钱 青蒿五钱 生地一两 玄参一两 升麻一钱 贝母三钱 麦冬五钱 水煎服。

二剂愈。

2. 人有满身发斑，非大块之红赤，不过细小之斑，密密排列，斑上皮肤时而作痒，时而作痛，人以肺火之盛也，谁知肺火之郁乎。盖肺主皮毛，肺气行而皮毛开，肺气郁而皮毛闭。其所以郁者，以心火刑金，外遇寒风之吹，肺火不得达于皮毛，而斑乃现矣。然则肺之生斑，仍是内热之故，治法仍宜泻火。然火郁于皮毛，不用解表，而骤用泻火之品，反能遏抑火气，不向外达反致内攻，势必至表症变为里症，尤可虞也。故必须散表之中，佐以消火，则散斑自速也。方用散斑饮：

玄参五钱 升麻二钱 白芷一钱 荆芥二钱 甘草一钱 麦冬五钱 生地一两 黄连一钱 天花粉三钱 水煎服。

一剂斑消，二剂全消。

此方散多于清者，以清火则火愈郁，而气不宣，散风则风尽解，而火亦息也。此症亦可用苏叶解斑汤：

苏叶三钱 生地三钱 麦冬五钱 甘草一钱 桔梗二钱 升麻一钱 贝母二钱 当归五钱 水煎服。

二剂愈。

火丹门（二则）

1. 人有身热之后，其身不凉，遍身俱红紫之色，名曰火丹，人以为热在胸膈，谁知热在皮肤乎。夫火丹似与发斑相同，何分二名？不知二病热虽相同，而症实各异。盖发斑者，红白相间也；火丹者，一身尽红也。发斑，热郁于内而发于外；火丹，热郁于外而趋于内。发于外者，有日散之机；趋于内者，有日深之势。故发斑之症轻，火丹之病重。然不知消火之法，轻者未必不变为重，苟知散郁之方，重者亦变为轻也。故治火丹之病，补其水之不足，散其火之有余，使火外出，不在内攻可也。方用消丹饮：

玄参三两 升麻二钱 麦冬一两 桔梗二钱 生甘草一钱 水煎服。

一剂丹化，不必二剂。

此方用玄参解其浮游之火，以麦冬滋其肺金之气，用桔梗、升麻表散于毛窍之间，用甘草调和于脏腑经络之内，引火外行，所以奏功神速耳。此症亦可用防桔汤治之。

防风一钱 麦冬 玄参各一两 桔梗三钱 甘草一钱 天花粉二钱 黄芩二钱 水煎服。

一剂轻，二剂愈。

2. 人有赤白游风，往来不定，小儿最多此症，似乎发斑，但发斑有一定之根，赤白游风无一定之色，人以为三焦之实火，谁知是胃火之郁热乎。夫胃火不郁，必有发汗亡阳之祸，正惟火郁不宣，则热不在外而在内矣。然而火盛自必由内达外，而外又不可遽达，于是或发于此而移于彼，或现乎白而改乎红，竟无有定象耳。论其治法，自宜以清热为主，而清热必须凉血。然血寒则凝滞不行，虽血能止火，而终难散火，必须行血以舒热耳。方用清火消丹汤：

生地一两 丹皮三钱 甘草一钱 玄参三钱 牛膝二钱 赤芍三钱 荆芥二钱 天花粉一钱 水煎服。

连服二剂而丹消矣，再服二剂全愈。

此方凉血而兼行血，清火而并散火，既无大寒之虞，自无甚热之虑，郁易开而火易达矣。此症用荆芥祛风汤治之。

荆芥二钱 甘草一钱 半夏五分 麦冬五分 当归三钱 白芍三钱 水煎服。

离魂门（二则）

1. 人有心肾两伤，一旦觉自己之身分而为两，他人未见，而已独见之，人以为离魂之症也，谁知心肾之不交乎。人身之心肾，无刻不交。心不交于肾，则梦不安；肾不交于心，则神发躁。然此犹心病而肾不病，肾病而心不病也。故梦虽不安，魂犹恋于心之中；神虽发躁，魂尚依于肾之内，魂欲离而不能离也。惟心肾之两亏，则肾之精不能交于心，而心液不能交于肾，而魂乃离矣。虽然魂藏于肝，未闻藏于心肾也。心肾亏而肝气未伤，则肝能藏魂，何便至于离哉? 不知肝之母，肾也。肝之子，心也。肝居于心肾之间，肾亏则无水以生肝，而肝伤矣。心亏则无液以耗肝，而肝又伤矣。肝伤则血燥，血燥则魂不能藏，往来于心肾，母不能生，子不能养，魂安得不离哉。治法似宜大补其肝血，以引其魂之入肝矣。然而魂虽入肝，心肾未补，仍耗损肝木之气，魂即暂归而复离，必须兼补心肾之为得也。方用摄魂汤：

生枣仁五钱 麦冬一两 熟地一两 白芍一两 当归五钱 山茱萸五钱 人参一两 茯神五钱 远志二钱 巴戟天五钱 柏子仁三钱 白芥子二钱 水煎服。

一剂而魂合为一矣。连服数剂，不再离也。

此方心肝肾兼治，肾水润而肝不燥，肝血旺而心不枯，心欲交于肾，而肝通其气，肾欲交于心，而肝导其津，自然魂定而神安，神安而目一，不至有歧视之分也。此症用合魂丹亦可治。

人参五钱 茯神三钱 炒枣仁一两 熟地二两 莲子心五钱 巴戟天一两 水煎服。

一剂而魂合矣。

2. 人有终日思想情人，杳不可见，以至梦魂交接，醒来又远隔天涯，日日相思，宵宵成梦，忽忽如失，遂觉身分为两，能知户外之事，人以为离魂之症，谁知心肝之气郁乎。夫肝本藏魂，气郁则肝气不宣，宜乎魂之不出矣。不知肝郁必至克脾，思想又必伤脾，脾土一伤，即不能输精于心肝之内，而心气必燥，肝又因郁而血干，无津以润心，则心更加燥，心燥则肝气不安，日欲出气以顾心，而情人不见，心中拂抑，愈动其郁，郁极火炎，而魂不愿藏于肝中，乃随火外出之为快。魂既外出，而躯壳未坏，故能回顾其身，视身为二也。治法必须舒肝气之郁，滋心气之燥，兼培其脾土，使土气得养生津，即能归魂矣。方用舒魂丹：

人参一两 白芍一两 当归五钱 白术五钱 茯神五钱 麦冬五钱 丹砂末一钱 菖蒲一钱 柴胡一钱 郁金一钱 天花粉一钱 甘草一钱 水煎服。

一剂而魂定，二剂而身合为一矣。

此方心脾肝同治之法也，而舒肝为甚。病成于郁，解郁而神魂自定，然则舒魂丹即舒肝之丹也。此症用归魂饮亦效。

白芍二两 人参五钱 贝母 香附各三钱 郁金一钱 水煎服。

二剂而魂归矣。

痓夏门（二则）

1. 人有时值夏令，便觉身体昏倦，四肢无力，朝朝思睡，全无精神，脚酸腿软，人以为痓夏之病，谁知肾水之亏乏乎。夫夏令火炎，全藉肾水之润，则五脏六腑得以灌注，不至有干燥之患。然而夏日正当水衰，人之肾水，未有全旺者也。凡人至夏，虽多困倦，但未若痓夏之甚。痓夏者，肾水亏乏，乃冬不藏精之故也。精不藏于冬，火难盛于夏，故困乏矣。虽然夏令火胜，多伤脾胃，人之困乏，自是脾胃之气衰弱故也。与肾水似乎无涉，讵知肾中无水，不能分润于脾胃，则脾胃水干，何能制外火之旺乎。火无水制，脾胃受火之刑，则脾胃无津，仅可自顾，势难转输于手足，四肢无力，精神倦怠，亦其宜也。治法必须健脾开胃为主。脾健胃开，则所用饮食，自然变化精微，以生肾水，又得补肾之药，以蒸动脾肾之气，则水土不相克而相生，何虑痓夏之病哉。方用胜夏丹：

白术二钱 茯苓二钱 陈皮三分 人参五分 北五味子三分 熟地五钱 山茱萸二钱 神曲三分 白芥子一钱 山药三钱 芡实三钱 炒枣仁一钱 水煎服。

每日一剂，服十剂，精神焕发矣。再服十剂，身体健旺。

此方视之，若平平无奇，而轻重多寡，配合入妙，既无阳胜之虞，又无阴衰之弊，醒脾胃之气，生心肾之津，可久饵以取效，亦可近服以图功也。此症用鼓神汤亦效。

熟地 麦冬各五钱 白芍 地骨皮 沙参各二钱 甘草 贝母各三分 人参 神曲各五分 白术三钱 丹皮一钱 水煎服。

日服一剂，服一月，精神自旺，不困倦矣。

2.人有三伏之时，悠悠忽忽，懒用饮馔，气力全无，少贪美味，腹中闷胀，少遇风凉，大便作泻，人以为疰夏之病，谁知脾气之困乏乎。夫人之先天乃肾，后天乃脾也。脾气健，则所用饮食自化精微，足以供肾水之不足。苟或春冬之际，先伤脾土，则土衰难以化物，所用饮食势必停住于胃中，肾水无脾土之资生，则肾气更涸，何能分布于筋骨，此精神气力之倦乏也。似乎治法宜急补其脾矣，然脾土非肾火不生，肾火非肾水不长，故补脾者，必须补肾中之水火也。方用八味丸：

熟地八两 山茱萸四两 山药四两 泽泻 丹皮 茯苓各三两 附子一枚，甘草水制之 肉桂二两 蜜为丸。每日晚服八钱，服半月健饮，服一月饱闷除矣，服两月疰夏之病全愈。

夫肉桂补火，而六味丸则纯补水者也。补水之味多于补火，则火得水之益而不燥，土得火之利而不湿矣。此仍补先天以益后天之法也。此症用健脾饮亦效。

白术 蕤蕤各五钱 茯苓 山茱萸 白芍各三钱 人参二钱 甘草五分 当归 牛膝 麦冬各三钱 北五味三分 肉桂一钱 水煎服。

连服一月，精神自健。

脚气门（一则）

1.人两跗忽然红肿，因而发热，两胫俱浮，作疼作痛，人以为伤寒之病，谁知是脚气之症乎。夫伤寒症中原有脚气之门，然而脚气非伤寒也。脚气感染湿热，先从下受；伤寒感冒风寒，先从上受。故伤寒乃阳症，而脚气乃阴病也。夫湿热下感，宜从下治。若用风药散之，湿邪反致上犯，以风药多阳升之药也。阳升阴邪，一至犯心即死，非阴变阳之谓也。所以治脚气之病，断不可以伤寒法治之，宜下消其湿热，湿从下行，身热自解。方用消跗散：

茯苓一两 茵陈一钱 防己一钱 炒栀子一钱 薏仁一两 泽泻三钱 木瓜一钱 水煎服。

一剂小便利，二剂身热解，再用二剂而脚肿消，再服二剂全愈。

此方利小便之水，使湿热之气尽从膀胱下泄，总有邪气，无不尽散，不必又去散邪也。夫膀胱者，太阳之经也，风邪初入，多在膀胱，膀胱大利，邪又何居。况脚气原无风邪，不过膀胱气壅，下不行而上发热。今治下而下通，上何不通之有。上下气通，身热自解，一用风药，则引阴湿而入于阳分，反成不可治之症矣。散邪之药，断断不可用也。是以脚气之病，即生于冬月，尚不可用散邪之药，矧春夏秋之令哉。此症用顺导汤亦佳。

茯苓 泽泻各五钱 肉桂三分 木瓜一钱 龙胆草一钱 车前子三钱 水煎服。

中邪门（二则）

1. 人有无端见邪，口中大骂，以责自己，口吐顽涎，眼目上视，怒气勃勃，人不可犯，人以为中邪之病，谁知是中肝气之邪乎。夫邪各不同，大约不离五行者近是，而此病中邪，实中木气之邪也。但邪之中人，必乘人气之虚而入，倘人之肝气不虚，则木邪何从而入哉。故治木邪者，必须补正，正气旺而邪气难留也。虽然邪气甚旺，一味补正，则邪且格拒而不许入。须于补正之中佐之祛邪之味，则邪自退舍，而正气日旺，邪不必争战而暗散矣。方用逐客汤：

柴胡二钱 茯苓五钱 半夏三钱 白芍一两 炒栀子三钱 菖蒲一钱 枳壳一钱 神曲三钱 甘草一钱 白术三钱 白矾二钱 水煎服。

一剂神定，二剂怒平，三剂骂詈止，痰涎渐消，四剂全愈。

此方平肝气而泻火，补肝血而化痰，痰火既清，邪又何藏。况方中半是攻邪之药，木邪既旺，何敢争战乎。有弃之而去矣。此症用定魂汤亦妙。

白芍二两 炒栀子三钱 甘草一钱 半夏三钱 肉桂三分 枳壳一钱 水煎服。

一剂而魂定矣。

2. 人有猝然遇邪，一时卧倒，口吐痰涎，不能出声，发狂乱动，眼珠大红，面如火烧红色，发或上指，此中心气之邪也。夫心属火，邪中心，宜火邪之犯心也。然心君清净之宫，不可犯，邪一犯即死，断不能邪附于身，多延时日而不死者。此乃火邪犯膻中之府，非犯心君之脏也。第膻中为心君之相臣，邪入膻中，逼近于心，包络犯邪，心中惊战，谨闭其脏，何能颁发讨邪之令哉？为相臣者，惟恐贻害于心君，怒气填胸，上现于面，目眦尽裂，愤极而发乃上指，此邪激之使然也。虽然邪之入也，膻中招之，不治膻中之虚，而惟泻火邪，则正气愈亏，邪氛益旺，非治法之善也。方用助腑祛除汤：

人参五钱 茯苓三钱 甘草一钱 生枣仁三钱 远志二钱 半夏三钱 黄连二钱 枳壳一钱 白薇二钱 白芥子三钱 水煎服。

二剂邪退。

此方助膻中之正气，益之泻火消痰之品，则邪不敌正，邪且自遁，消灭于无踪矣。此症用凉心丹亦神。

人参 茯苓 丹参各五钱 黄连 半夏各三钱 吴茱萸五分 菖蒲一钱 生姜五片 麦冬一两 水煎服。

二剂即安。

中妖门（一则）

1.人有偶遇妖狐，岁久缠绵，不肯遽去，以致骨瘦形枯，与死为邻者，本难治疗，以妖狐惟盗人之精也。精为人生根本，根实先拨，仅存躯壳，安得久乎？虽然狐媚之盗人精者，必使人昏迷而后取，是乘人梦中窃之也。苟用药得宜，尚可接续，以梦中窃盗，肾根未漓也。若大补病人之精，仍为狐媚所取，漏卮又何能补？必须用内外兼治之法，狐媚可祛也。

内治方名为断媚汤：

巴戟天一两 人参一两 熟地一两 山茱萸五钱 茯苓五钱 水煎服。日日一剂。

外治方名为却媚丹：

花椒一钱 生附子三分 麝香一分 砂仁三粒 细辛三分 瓜蒂三枚 三奈一钱 各为细末，用蜜调。男搽阴茎头上，并根下，女搽阴门内外，狐见之必大骂而去，不敢再犯。一连七日搽之，若来即搽，其迹自断，而断媚汤必须服一、二月也。

内治之药，不过补其心肾之亏。用外治方者，以狐媚迷人，先以唾送入人口，人咽其津，即刻昏迷，彼即乘人之迷，乃用舌战，人亦如梦非梦，听其口吮，乐甚而忘其泄精也。外治之药，皆狐媚所畏，吾即因其所恶而制之也。此症用输精汤亦妙。

熟地二两 巴戟天一两 肉苁蓉 麦冬各五钱 北五味一两 水煎服。服后童便漱口即去。

中毒门（四则）

1. 人有服砒霜之毒，疼痛欲死，苟不急救，必至腐肠烂胃，吐呕紫血而死。盖砒霜乃天生之石，未常经火煅炼，何以毒至如此？不知砒霜生于南岳之山，钟南方之火毒，又经火气，则其气大热，毒而加热，则酷烈之极，安得不毒杀人耶。且其性又善走，下喉必升降于肠胃之上下，肠薄皮穿，人乃死矣。天下毒药之横，莫此为甚。救法必须吐出其毒。然而虽经吐出，不能尽出其毒，必须用解毒之味。世人往往用羊血以吐之，亦有能生之者。但初下喉之人可救，食之多时，久入胃中，则无益矣。我有一方，得之异人所传，久暂皆可救。方名救死丹：

生甘草二两 瓜蒂七个 玄参二两 地榆五钱 水煎服。

一下喉即吐，再煎渣服之，又吐，砒霜之毒必然全解。

甘草最善解毒，得瓜蒂以上涌而吐，砒霜原能上升，故引之而尽出也。然而砒霜又善下行，得玄参、地榆最解大肠之火毒，砒之大毒从上而出，走下者不过余毒耳。又得玄参、地榆而解之，则上下共相解氛，毒何能施其燥烈之虐哉。况玄参、地榆俱是润中解毒，所以能制其酷也。大约此方用之十人中，断可救八人。惟服下不能吐者，此肠胃已坏，不可救矣，非药之无效也，幸人急救之可耳。倘药不及煎饮，于饭锅中煎煮前药汁灌之，庶不致因循失救也。此症用苦参汤救之亦神妙。

苦参二两 煎汤一碗，一气服之，即大吐而愈。

2. 人有服断肠草者，初则胸前隐隐作疼，久则气不能通，及至腹痛，大小便俱不能出而死。夫断肠草即钩吻也，至阴之物，状似黄精，但叶有毛钩子二个。此物最善闭气，犹能使血不行动，气血闭塞，故尔人死，非肠果能断也。闽广之间，多生此物。妇女小忿，往往短见，偷食觅死如饴，取其不大痛楚也。世亦以羊血灌之，得吐则生。然亦有服羊血不肯吐者，往往不救。不知断肠之草，杀人甚缓，苟用解毒通利之药，无不生者，不比砒毒酷烈。方用通肠解毒汤救之。

生甘草一两 大黄一两 金银花一两 水煎服。

一泻而愈，不必二剂。

此方用金银花、生甘草以解其毒，用大黄迅逐以通其气，毒解气通，断肠之草何能作祟哉。此症用白矾汤亦神。

白芍三两 白矾五钱 当归 丹皮各一两 柴胡三钱 附子一钱 水煎服。

一剂气通即愈。

3. 人有食漏脯充饥，致胸膈饱满，上吐下泻，大肠如刀割疼痛，泻不可止而死者有之。夫漏脯，即隔宿之肉食，屋漏之水滴入而名之也。似乎无甚大害，何以成毒杀人？此言岁久之屋，梁尘甚多，屋上必有蛇蝎行走，尘灰倒挂，系蜘蛛蛸蟷螂结成，无非毒物。天雨之水，顺流而下，凡毒气得水则化，然化于水中也。水入肉食之内，毒将何往，自然结于脯中而不化矣。以毒物充饥，安得不变生不测哉。但世多食漏脯不死，又是何故？其屋必非岁久之屋，未曾经蛇蝎行走故耳。食之虽不至死，病则断不能免，所以漏脯为太上所戒。倘人误食，疼痛吐泻，急用解毒之药，可以得生。方用**化漏汤**：

山楂三钱 生甘草五钱 大黄三钱 厚朴三钱 白芷二钱 麦芽二钱 水煎服。

一剂毒尽出矣，二剂痛定，不必三剂。

此方消其肉食，则脯易变化，后以大黄推荡之，白芷、甘草从中解毒，则顺流利导，易于祛除也。此症用**苊查汤**妙。

荠苨汁三大碗，用山楂肉三钱，神曲三钱，麦芽、生甘草各三钱，水一碗，连汁同煎，取二碗，顿服之，吐泻止即愈。

4. 人有饮吞鸩酒，白眼朝天，身发寒颤，忽忽不知，如大醉之状，心中明白，但不能语言，至眼闭即死。夫鸩毒乃鸩鸟之粪，非鸩鸟之羽毛，亦非鹤顶之红冠也。鸩鸟羽毛与鹤顶红冠，皆不能杀人，不过生病，惟鸩粪则毒。此鸟出于异国，异国之人，恐言鸟粪，则人必轻贱，故但名为鸩，以贵重之也。此鸟非蛇蝎不食，故毒胜于孔雀之粪。孔雀之粪，冲酒饮之，有死有不死，鸩酒饮之，则无不死矣。盖鸩毒性热而功缓，善能闭人之气，所以饮之，人即不能语言。发寒颤者，心中热也。心脉通于眼中之大眦，心热则目必上视。眼闭而死者，心气绝而目乃闭也。幸其功缓，可施救疗之法，无如世人未知，铎逢异人之传，何敢自隐。饮鸩酒者，倘眼未闭，虽三日内，用药尚可活。方用**消鸩汤**：

金银花八两，煎汤取汁二碗 用：白矾三钱 寒水石三钱 菖蒲二钱 天花粉三钱 麦冬五钱 再煎一碗灌之。

一时辰后，眼不上视，口能出言。再用前一半，如前法煎饮，二剂而愈，断不死也。

嗟乎！鸩毒之杀人，医经并未有言及可以救疗者，世人服鸩毒亦绝少，似可不必传方。然而人事何常，万一有误饮鸩酒者，以此方救之，实再生之丹也。此症用**加味连草汤**亦可救。

黄连三钱 生甘草一两 菖蒲一钱 贝母三钱 生姜汁半茶钟 竹沥半茶钟 水煎一碗，服之即解，不必二服，得吐犹愈之速也。

肠鸣门（二则）

1. 人有肠中自鸣，终日不已，嗳气吞酸，无有休歇，人以为脾气之虚也，谁知是肝气之旺乎。夫肝木不郁，则脾气得舒，肠亦安然输挽，顺流而下，何至动不平之鸣耶。惟肝木克脾土，则土气不能伸，而肠乃鸣矣。盖坤道主安宁者也，惟地中有风震动之，声出如霆如雷，非明验乎。故治肠鸣之病，不必治肠，治脾土而已。亦不必专治脾土，治肝木而已。肝木之风静，脾土之气自静也。方用安土汤：

白芍一两 白术一两 柴胡一钱 茯苓三钱 甘草一钱 苍术二钱 神曲二钱 炮姜一钱 水煎服。

一剂少止，二剂全止，不必三剂。

此方脾肝同治之法。肝平而脾气得养矣，脾安而肠气得通矣。不必止鸣而鸣自止者，妙在行肝气之郁居多，所以奏功特神耳。此症用香栀平肝饮亦佳。

炒栀子三钱 茯苓 白芍 白术各五钱 陈皮 甘草各一钱 香附二钱 水煎服。

2. 人有饥饿之后，腹中肠鸣，手按之鸣少止者，人以为大肠之虚也，谁知胃气之虚乎。盖胃气者，阳气也。胃与大肠同合阳明之经，胃属足阳明，大肠属手阳明也。故阳明胃燥，大肠亦燥，阳明胃虚，大肠亦虚。大肠之糟粕，必由胃而入，大肠气虚，必得胃气来援。今胃气既虚，仅可自顾，安能分布于大肠，此大肠匮乏，所以呼号，求济于同经之胃而频鸣也。治法必须助胃气之弱。方用实肠汤：

黄芪一两 茯苓五钱 山药五钱 白术一两 甘草一钱 神曲二钱 五味子一钱 肉果一枚 水煎服。

一剂而肠鸣止，连服四剂不再发。

此方大补胃中之气，绝不去实大肠，治胃而肠鸣自止，故即谓之实肠汤。此症用加味四君汤亦妙。

白术三钱 茯苓二钱 人参 谷芽各一钱 甘草 神曲各五分 砂仁一粒 水煎服。

自笑门_{附自哭}（二则）

1. 人有无端大笑不止，或背人处自笑，异于平素者，人以为心家有邪热也，谁知心包之火盛乎。其状绝似有祟凭之，孰知绝非祟也。倘祟凭其身，必有奇异之征，不止一自笑而已。膻中为心之相，过热则权门威赫，妄大自尊，纵欲穷奢，无所不至，随地快心，逢人适意，及其后，有不必喜而亦喜，不可乐而亦乐，是岂相臣之素志，亦权大威倾，势驱习移而然也。膻中火盛，发而自笑，正相仿佛耳。治法惟泻心包之火，笑自止矣。方用**止笑丹**：

生枣仁三钱 黄连二钱 犀角屑五分 丹砂末一钱 丹皮三钱 生甘草一钱 麦冬三钱 茯神三钱 丹参二钱 天花粉二钱 水煎服。

一剂笑可止，二剂笑全止，三剂全愈。

此方泻心包之火，仍是安心君之药。盖心中清明，包络自不敢有背主私喜之事，故安心正所以安心包也。此症用**蒲柏饮**亦效。

菖蒲一钱 玄参 麦冬各一两 柏子仁三钱 贝母一钱 水煎服。

四剂愈。

2. 人有无故自悲，涕泣不止，人以为魅凭之也，谁知为脏燥之故乎。夫脏燥者，肺燥也。《内经》曰：悲属肺，肺之志为悲。又曰：精气并于肺则悲。是悲泣者，肺主之也。肺经虚则肺气干燥，无所滋润，衰伤欲哭之象生。自悲出涕者，明是肺气之匮乏也。肺虚补肺，又何疑乎？然而肺乃娇脏，补肺而肺不能遽受益也，必须补其肺金之母，土旺而金自旺矣。虚则补母，正善于补肺耳。方用**转愉汤**：

人参三钱 甘草二钱 小麦五钱 大枣十枚 白术五钱 茯神三钱 水煎服。

十剂全愈。

此方用参、术、茯、甘补脾土也，土旺而肺金安有再弱之理。惟肺燥善悲，不润肺解燥，反助土生火，不益增其燥乎？不知助土生火，正助金以生气也，气旺而肺之燥自解。大麦成于麦秋，有秋金之气焉。入于参、术、苓、甘之内，全无真火之气，所以相济而成功也。此症用**加味参术汤**妙。

人参 天花粉 生地各五钱 白术 麦冬各一两 水煎服。

恼怒门（一则）

1. 人有少逢拂意之事，便觉怒气填胸，不能自遣，嗔恼不已，人以为肝气之逆也，谁知肝血之少乎。夫肝性急，宜顺不宜逆，恼怒之事，正拂抑之事也。拂抑必致动怒，怒极必致伤肝，轻则飧泄，重则呕血者甚多。然此乃猝然而至，肝经因怒而成病者也。若肝血少者，不必有可怒之事而遇之大怒，不必有可恼之人而见之甚恼。

盖血少则肝燥，肝燥则气逆也。故同一气恼之症，须分虚实以治之。前症乃实，后症乃虚也。虽然实者火实，非血之实也；虚者血虚，非火之虚也。所以虚实之症，前后若有异，治虚、治实之法，实彼此无有殊耳。方用**解怒补肝汤**：

白芍一两 当归五钱 泽泻一钱 柴胡一钱 荆芥一钱 甘草一钱 枳壳三分 丹皮三钱 天花粉二钱 水煎服。

一剂气平，连服数剂，自然不易怒也。

此方全是平肝之药，非泻肝之品也。肝得补而血生，郁得血而易散，肝气不郁，恼怒何能动乎。即或天性多乖，平时无病，尚多气恼，安得恼怒之不生哉。然多服此药，亦可免呕血、飧泄之症也。此症用加味归芍汤亦效。

当归 白芍各一两 生地 麦冬各五钱 天花粉 炒栀子各二钱 水煎服。

瘖哑门（一则）

1.人有口渴之极，快饮凉水，忽然瘖哑，不能出声，人以为心火亢热也，谁知肺气之闭乎。夫肺主气，气通则声音响亮，气塞则声音瘖哑。盖肺属金，金实则不鸣耳。但肺金最恶心火，火来刑金，宜为金之所畏，金不敢出声，理也。何得水而反闭耶？不知水来克火，则火必为水所克，金虽幸水之克火，犹恐火之刑金，肺气随水气而下降，金沉于水底，何能自鸣耶？此种瘖哑，乃水抑肺气而不升，非肺气之自败。治法宣扬肺气，分消其水湿，不治瘖哑，而瘖哑自鸣矣。方用发声汤：

枇杷叶五片 贝母二钱 茯苓五钱 百部一钱 苏叶一钱 麦冬三钱 甘草一钱 玄参五钱 桑白皮三钱 水煎服。

一剂声少出，再剂声大出矣，三剂全愈。

此方宣通肺气，则肺气自扬，分消水势，则火气自降。火降水消，金无所畏，肺亦何所顾忌而不鸣哉。此症亦可用冬茯苏贝汤：

苏叶三钱 麦冬二两 贝母三钱 茯苓五钱 水煎服。

二剂而声出。

瘟疫门（一则）

1.世有城市之中，乡村镇店之处，传染瘟疫，多至死亡。其症必头痛眩晕，胸膈膨胀，口吐黄痰，鼻流浊水，或身发红斑，或发如焦黑，或呕涎如红血，或腹大如圆箕，或舌烂头大，或胁痛心疼，种种不一，象形而名，人以为天灾流行，谁知皆人事召之也。此症虽奇奇怪怪，不可执一而论，然皆火热之毒不宣，郁而成之耳。盖火性炎上，郁则火气不伸，拂抑其性，蕴藏于腹中，所以大闭作热，热闭成毒，其由来者，非一日也。治法自宜大泻其火毒，以快泄其郁闷之气。第泻火之药，未有不大寒者也，不先用表散之味，遽用寒凉，火转闭塞而不得达，适所以害之也。故必须于散中用泻，则疫去如扫耳。方用散瘟汤：

荆芥三钱 石膏五钱 玄参一两 天花粉三钱 生甘草一钱 黄芩二钱 陈皮一钱 麦芽二钱 神曲三钱 茯苓五钱 水煎服。

一剂病轻，二剂病又轻，三剂全愈。

此方泻肺胃之火者，以瘟疫之热，多是二经之火也。用荆芥以助石膏、黄芩，泻火而又散火也，火散则热发于外矣，火泻则毒化于内矣，火解毒消，瘟神疫鬼何能作祟哉。

余又闻南阳张真人之教，谓瘟疫自来无方，然方亦可豫定，以瘟病皆热症也。去火退热，解邪逐秽，未尝不可于难定之中以定一可救之剂也。其方用：

大黄一钱 荆芥一钱 生甘草一钱 柴胡 苍术 川芎各一钱 白芷五分 水二碗，煎八分。

一剂回春。

此方较散瘟汤少异，然散火为主，其意正同。瘟疫治法，不可拘执，又志此方于后，以便治疫者之采择也。伯高太师，别号怀真子，传铎元天苦救汤，治前瘟疫亦甚效，并附于后：

苦参五钱 元参一两 天花粉五钱 三味水煎服。服一剂必无性命之忧。

又云：偶传瘟疫，眼角忽然大肿，身子骤发寒热，喉咙大胀作痛，数日之后，即鼻中出血，口出狂言，见人骂詈，发渴，若饮之水，则又泻痢不止，不过半月，其人即亡。一见眼角发肿，即用七星汤治之，二剂即愈。若至泻痢，此方不可救矣。方另用加味术苓汤救之，痢止则生，否则不救。宁传方以防疫，不可有疫而无方，故罄述之，不敢隐也。二方载后。

七星汤：治传染瘟疫，眼角忽然大肿，身骤发寒热，喉咙大胀作痛，骂詈发渴。

玄参 麦冬各一两 天花粉三钱 甘草一钱 荆芥二钱 神曲一钱 桔梗二钱 水煎服。若鼻中出血，加犀角一钱，切不可用升麻代之，宁用黄芩一二钱。

加味术苓汤：治前症瘟疫，鼻中出血后饮水泻痢。

白术五钱 茯苓一两 杜仲一两 甘草二钱 车前子五钱 水煎服。痢止则生，否则不救。

种嗣门（三则）

1.男子有交感之时，妇人正在兴浓，而男子先痿，阳事不坚，精虽射远，人以为命门之火衰也，谁知阳气之大虚乎。夫气旺则阳旺，气衰则阳衰。此气也乃五脏之真气，非止命门之火也。盖命门原有先天之火气，然非五脏后天之气不能生。世人戕贼五脏，因而命门之火气不旺，随五脏之真气而消磨矣，又安能助命门之火乎。此所以半途先痿也。治法似宜急补五脏之阳气也。然而五脏不必全补也，但补其脾肾之气，若心、若肝、若肺之气自旺，五脏气旺，而命门之火欲不旺得乎。方用助气仙丹：

人参五钱 黄芪一两 当归三钱 茯苓二钱 白术一两 破故纸三钱 杜仲五钱 山药三钱 水煎服。

连服四剂气旺，再服四剂气大旺，自然久战，可以壮阳，泄精可以射远，玉燕投怀矣。

此方补气，绝不补阴，以病成于阳衰，则阴气必旺。若兼去滋阴，则阳气无偏胜之快矣。方又不去助火，盖气盛则火自生。若兼去补火，则阳过于胜而火炎，复恐有亢烈之忧，反不种子矣，此立方之所以妙也。此症用火龙丹长服亦佳。

人参五两 白术五两 巴戟天 杜仲 菟丝子 麦冬各五两 肉苁蓉一大枚 破故纸 远志 肉桂各二两 黄芪八两 当归三两 北五味一两 各为末。蜜为丸。每日酒送五钱。

服一月即阳举，可以久战矣。

2.男子有泄精之时，止有一二点之精，此等之人，亦不能生子，人以为肾水之亏，谁知是天分之薄乎。夫精少之人，身必壮健，予谓天分之薄，谁其信之？殊不知精少者，则精不能尽射于子宫。得天之厚者，果如此乎？天既予人以薄，医欲逆天而予人以厚，似乎不可得之数矣，然天心仁爱，人苟有迁善之心，医即有种子之法。盖精少者，虽属之于天，未必不成之于人也。恃强而好用其力，若思而过劳其心，多食而反伤其胃，皆足以耗精也。苟能淡漠以死其心，节少以养其胃，益之补精添髓之方，安在精少者不可以多生乎。铎得逢异人秘传，实有添精神术，今著书至此，不敢隐忍不传，传之以救万世无子之人也。方用生髓育麟丹：

人参六两 山茱萸十两 熟地一斤 桑椹干者，一斤 鹿茸一对 龟胶八两 鱼鳔四两 菟丝子四两 山药十两 当归五两 麦冬六两 北五味三两 肉苁蓉六两 人胞二个 柏子仁二两 枸杞子八两 各为细末，蜜捣成丸。每日早晚时用白滚水送下五钱。

服三月，精多且阳亦坚，安有不种子者哉。

此方妙在纯用填精益髓之味，又无金石之犯，可以久服而无害，不特种子而得八元，兼可延龄而至百岁，即名为百岁丹，何不可者。此症用添精嗣续丸，长服亦甚佳。

人参 鹿角胶 龟板胶 山药 枸杞子各六两 山茱萸肉 麦冬 菟丝子 肉苁蓉各五两 熟地黄 鱼鳔炒巴戟天各八两 北五味一两 柏子仁三两 肉桂一两 各为末，将胶酒化入之，为丸。每日服八钱。

服二月，多精而可孕矣。

3. 男子有精力甚健，入房甚久，泄精之时，如热汤浇入子宫，妇人受之，必然吃惊，反不生育者，人以为久战之故，使妇女兴阑，以致子宫谨闭，精不得入，孰知不然。夫胎胞居于心肾之间，喜温不喜寒，然过寒则阴凝，而胎胞不纳；过热则阳亢，而胎胞难受。交感之际，妇人胎胞之口未有不启，安有茹而吐之乎。惟是过于太热，则口欲闭而不能中，欲受而不得，势不得不弃之于外，以享其清凉之快矣。是以妇人坐娠数十日经来者，正坐于受胎而复堕，非外因之伤，乃精热之自难存养也。然则欲胎气之永固，似宜泻火之有余矣。而火不可泻，泻火必致伤胃，反无生气，何以种玉乎。治法但补其肾中之水，使水旺而火自平。方用平火散：

熟地一两 玄参五钱 麦冬三钱 生地二钱 丹皮二钱 山药三钱 金钗石斛三钱 沙参三钱 水煎服。

连服十剂，精不过热，与妇女交接，便可受胎，且庆永安也。

此方补阴而无大寒之虞，泻火而有生阴之妙，无事解氛，自获退炎之益，宜男之道，即在于斯。何必加知母、黄柏大苦寒之药，以求奏效哉。此症用镇阳丸长服亦佳。

熟地八两 生地 茯苓 麦冬 山药 地骨皮 沙参各四两 牛膝 天门冬 车前子各二两 玄参八两 各为末，蜜为丸，每日白滚水送下五钱，服一月而精温和，可以纳矣。

山阴陈士铎敬之甫号远公又号朱华子著述

会稽陶式玉尚白甫号存斋又号□□□参订

带门（二则）

1.妇人有终年累月下流白物，如涕如唾，不能禁止，甚则臭秽，所谓白带也。夫带是湿病，以带名者，因妇人有带脉不能约束，故以带名之。带脉通于任、督之脉，任、督病而带脉亦病。带脉者，所以束带胎之系也。妇人无此，则难以系胎，故带脉弱而胎易堕，若损伤带脉，则胎必不牢。然带脉损伤，非独跌、闪、挫、气也，行房过于纵送，饮酒出于颠狂，虽无疼痛之苦，其中暗耗，则白物自下。故带病尼师、寡妇、出嫁之女多，处子在阁，未破瓜之女少也。然室女天禀虚弱者，亦有此病。况加之脾气之虚，肝气之郁，湿气之侵，火气之逼，安得不患此症哉。夫湿盛火衰，肝郁脾虚，则脾土受伤，湿土之气下陷，是以脾精不守，不能化为荣血，变成白滑之物，由阴门直下，欲自禁止而不可得也。治法宜大补脾胃之气，少佐之舒郁之味，使风水不闭塞于地中，则地气自升腾于天上，脾气健而湿气自消。方用完带汤：

白术一两 苍术三钱 甘草一钱 车前子三钱 山药一两 陈皮五分 人参二钱 白芍五钱 柴胡六分 荆芥五分 半夏一钱 水煎服。

二剂轻，四剂止，六剂全愈。

此方脾、胃、肝三经同治之法。寓补于升，寄消于散。开提肝木之气，则肝血不燥，何致下克于脾土？补益脾土之元，则脾经不显，何难分消夫水气。至于补脾而兼补胃者，脾胃表里也，脾非胃气之强，则脾不能旺，补胃正所以补脾耳。此症用束带汤亦效。

鸡冠花一两 鲜鸡冠花三两[①] 白术一两 水煎。

二剂即愈。

2.妇人有带下色红者，似血非血，所谓赤带也。赤带亦湿病，火热之故也。惟

---

① 鲜鸡冠花三两：此六字，原在"二剂即愈"句下，今移于此。

是带脉系于腰脐之间，近于至阴之地，不宜有火。不知带脉不通肾而通肝，妇人忧思以伤脾，又加郁怒以伤肝，于是肝火内炽，下克脾土。而脾土不能运化湿热之气，蕴结于带脉之间，肝火焚烧，肝血不藏，亦渗入于带脉之内，带脉因脾气之伤，约束无力，湿热之气随气下陷，同血俱下。观其形象，似血非血，其实血与湿俱不能两分之也。世人以赤带属之心火者，误耳。治法清肝中之火，扶其脾气，则赤淋庶几少愈乎。方用清肝止淋汤：

芍药一两 当归一两 阿胶三钱 生地五钱 丹皮三钱 黄柏一钱 牛膝二钱 黑豆一两 香附一钱 红枣十枚 水煎服。

一剂少止，二剂又少止，四剂全止，十剂不再发。

此方但去补肝之血，全不利脾之湿者，以赤带之病，火重而湿轻也。夫火之所以旺者，由于血之衰也。补血足以制火矣。且水与血合成赤带，竟不能辨其是湿而非湿，则湿尽化为血矣，所以治血可也，何必利湿哉。此方纯治血，少加清火之味，故奏功独奇。倘一利其湿，反引火下行，转难遽效耳。或问先前言助其脾土，今但补肝木之血，绝不补脾土之气，何也？不知用芍药以平肝，则肝气得舒，自不去克脾土，是补肝正所以扶脾，何必加人参、白术之多事哉。此症用黄白牛车散亦效。

牛膝一两 车前子三钱 黄柏二钱 白芍一两 水煎服。

四剂愈。

血枯门（二则）

1. 妇人有年未至七七之期，经水先断者，人以为血枯经闭，谁知是心、肝、脾之气郁乎。人若血枯，安能久延人世，医见其经水不行，谓其血枯，其实非血枯，乃血闭也。且经水非血也，乃天一之水，出之肾经之中，至阴之精，而有至阳之气，故其色红赤，似血而非血也。世人以经水为血，此千古之误。倘果是血，何不名之曰血水。古昔至圣创呼经水者，以出于肾经，故以经名之。然则经水早断，似乎肾水之衰涸，吾以为心、肝、脾之气郁者何？盖肾水之生，不由于三经而肾水之化，实关于三经也。肾非肝气之相通，则肾气不能开。肾非心气之相交，则肾气不能上。肾非脾气之相养，则肾气不能成。倘三经有一经之郁，则气不入于肾之中，肾之气即闭塞而不宣。况三经齐郁，纵肾水真足，尚有格格难出之状；而肾气原虚，何以媾精盈满，化经水而外泄耶。此经之所以闭，有似乎血枯耳。治之法必须散三经之郁，大补其肾，补肾之中，仍补其三经之气，则精溢而经自通也。方用溢经汤：

熟地一两 白术一两 山药五钱 生枣仁三钱 白芍三钱 当归五钱 丹皮二钱 沙参三钱 柴胡一钱 杜仲一钱 人参二钱 水煎服。

连服八剂而经通矣。服一月人健，不再经闭，兼易受孕。

此方心、肝、脾、肾四经同治之药，补以通之，散以开之也。倘徒补，则郁不开而生火；倘徒散，则气益衰而耗精。设或用攻坚之味，辛热之品，不特无益而反害之也。此症用续补汤亦效。

人参二钱 当归五钱 白芍三钱 柴胡五分 麦冬五钱 北五味十粒 白术一两 巴戟天五钱 炒枣仁五钱 红花五分 牛膝一钱 沙参三钱 水煎服。

十剂必通。

2. 人有在室未嫁者，月经不来，腹大如娠，面色乍赤乍白，脉乍大乍小，以为血枯经闭也，谁知是灵鬼凭身乎。大凡人心正则邪不能侵，心邪则邪自来犯。或精神恍惚，梦里求亲；或眼目昏花，日中相狎；或假戚属，暗处贪欢；或明言仙人静地取乐。其先未常不惊诧为奇遇，而不肯告人；其后则羞报为淫亵，而不敢告人矣。年深月久，人之精血，仅足以供腹中之邪，邪日旺而正日衰，势必至经闭血枯，死而后已。欲导其经，邪据其腹而经难通，欲生其血，邪饮其精而血难长。医以为胎而非胎，医以为瘕而非瘕，往往有因循等待，成为痨瘵之症，至死不悟，不重可悲乎。治法似宜补正以祛邪，然而邪之不去，补正亦无益也，必先去其邪，而后补正为得耳。方用荡邪丹：

雷丸三钱 桃仁三十粒 大黄三钱 当归五钱 丹皮五钱 生甘草二钱 水煎服。

一剂必下秽物半桶，再用调正汤治之：

白术五钱 苍术五钱 茯苓三钱 陈皮一钱 甘草一钱 薏仁五钱 贝母一钱 水煎服。

连用四剂，脾胃之气转，经血渐行矣。

前方荡邪，后方补正，实有次第也。或疑身怀鬼胎，必伤其血，所以血枯而后经闭也。今既堕其胎，乃不补血，反补胃气者何故？盖鬼气中人，其正气之虚可知，且血不能骤生，补气自易生血。二术善补阳气，阳气旺而阴气难犯，尤善后之妙法也。倘服补血之药，则阴以招阴，吾恐鬼胎虽下，鬼气未必不再种矣，故不若补其阳气，使鬼祟难侵，生血愈速耳。此症用杀鬼破胎汤亦效。

水蛭炒黑，研为细末，三钱 丹皮五钱 当归尾五钱 大黄三钱 厚朴二钱 红花五钱 牛膝三钱 生地五钱 桃仁去尖，研碎 水与酒同煎一碗，空腹服。

一剂即下胎，如不下，再服二剂，无不下者，不必用三剂也。

血崩门（二则）

1.妇人有一时血崩，双目黑暗，昏晕于地者，人以为火盛动血也，然此火非实火也，乃虚火耳。世人一见血崩，往往用止涩之药，虽亦能取效于一时，而虚火未补，易于冲击，随止随发，终年终月不能愈者，是止崩之药，断不可用。必须于补之中，行其止之法。方用固本止崩汤：

熟地一两 白术一两 黄芪三钱 人参三钱 当归五钱 炒黑干姜二钱 水煎服。

一剂崩止，十剂永不再发。

倘畏药味之重，减去其半，则力量甚薄，不能止矣。方中全不去止血，惟去补血，且不仅补血，更去补气，非惟补气，兼且补火，何也？夫血崩至于黑暗昏晕，则血已尽去，仅存一线之气，若不急补气，而先补血，则有形之血不能速生，无形之气必且尽散，此所以不补血而先救气也。然而补气而不补血，则血又不能易生。补血而不补火，则血且凝滞，不能随气而速生也。况干姜引血归经，补中有收，所以闻补气血之药并用之耳。此症亦可用补虚宁血汤：

当归五钱 熟地一两 黄芪一两 甘草一钱 炒黑荆芥三钱 水煎服。

一剂即止崩，四剂全愈。

2.老妇血崩，目暗晕地，人以为老妇虚极，因不慎房劳之故也，谁知多言伤气，不节饮食之故乎。夫老妇原宜节损饮食，复加闭口，始气不伤而神旺。无奈老妇闻喜事而心开称誉，不肯闭舌，未免有不宜言而言者。况原有宿疾，安肯无言，故一发而不可救。夫老妇血衰，因气虚之极而不能生也。况加之多言耗气，又安能助气以生血乎。气益衰而血难长矣。故任冲大开，欲不崩而不可得者。治法必止其血也。谁知血愈止而愈多，以气衰不能摄血耳。方用助气敛血汤：

白术二两，土炒 黄芪四两，醋炒 三七末三钱 水煎服。

一剂血少止，二剂血止，四剂全愈。

调经门（二则）

1.妇人有先期经来者，其经水甚多，人以为血热之极也，谁知肾中之水火旺乎。夫火旺则血热，水旺则血多，此有余之病，非不足之症也。似不药有喜，但过于有余，则子宫大热，亦难受孕，恐有烁干男精之虑。太过者损之，亦既济之道也。然而，火不可任其有余，水断不可使之不足。治法但少清其火，不必泻水也。

方用：

丹皮三钱 地骨皮五钱 白芍三钱 青蒿二钱 黄柏五分 熟地三钱 茯苓二钱 水煎服。

此方名为清经散，服二剂自平也。

方中虽是清火之品，然仍是滋水之味，火泻而水不与之俱泻，则两不损而两有益也。此症用损余汤亦效。

地骨皮一两 茯苓五钱 黄柏二钱 生地五钱 炒黑荆芥三钱 玄参五钱 水煎服。

四剂而经调矣。

2. 妇人有先期经来，其经水止有一二点，人亦以为血热之极也，谁知肾中火旺而阴水虚乎。先期者，火气之冲，多寡者，水气之验。故先期之来多，火热而水有余；先期之来少，火热而水不足。倘一见先期，俱以为有余之热，但泻火而不补水，或水火两泻，如何不增病哉。治法不必泻火，专补其水，水足而火气自消。方用：

玄参一两 生地一两 白芍五钱 麦冬五钱 阿胶三钱 地骨皮三钱 水煎服。

连服四剂而经调矣。

方名两地汤，以地骨、生地同用耳。二味俱能凉骨中之热也。骨中之热，由于肾中之热，凉其骨髓，则肾气自寒，又不损伤胃气，此治之巧也。况所用诸药，纯是补水之味，水盛而火安得不平乎。此条与上条并观，断无误治先期之病矣。此症用加味纯阴汤亦效。

熟地 玄参 麦冬各五钱 山茱萸二钱 北五味子一钱 丹皮五钱 水煎服。

可用十剂，经水自多。

受妊门（二则）

1. 妇人有瘦怯身躯，久不孕育，一交男子，卧病终朝，人以为气虚之故也，谁知血虚之故乎。夫血藏肝中，精涵肾内，若肝气不开，则精不能泄，及精既泄，肝气益虚，以肾为肝之母。母既泄精，不能分润以养肝木之子，而肝燥无水，则火且暗动以烁精，肾愈虚矣。况瘦人多火，又加泄精，则水益少而火益炽，水难制火，腰肾空虚，所以倦怠而卧也。此等之妇，偏易动火，然而此火出于肝木之中，又是雷火，而非真火，不交合则已，交则偏易走泄，阴虚火旺，不能受胎。即偶尔受胎，逼干男子之精，有随种而随消者也。治法必须大补肾水，平其肝木，水旺而血亦旺，血旺而火亦减也。方用养阴种玉汤：

熟地五钱 白芍五钱 当归五钱 茯苓二钱 山茱萸五钱 甘菊花一钱 丹皮二钱 山药三钱 杜仲二钱 牛膝一钱 水煎服。

服一月便可受孕，服三月身健，断断可以种子。

此方不特补血，纯于填精，精满则子宫易于摄精，血足则子宫易于容物，皆有子之道也。惟是世人贪欲者多，节欲者少，服此药必保守者二月，定然坐孕，否止可身健，勿咎药品之未灵也。此症用五美丹亦效。

熟地一两 当归 山茱萸 麦冬 山药各五钱 水煎服。

十剂可以受胎矣。

2. 妇人有饮食少思，饱闷倦怠，惟思睡眠，一行房事，呻吟不已，人以为脾胃之气虚也，谁知肾气之不足乎。夫气宜升腾，不宜降陷。升腾于上焦，则脾胃易于分消，降陷于下焦，则脾胃难于运化。人无水谷之养，则精神自然倦怠。惟是脾胃之气，实生于两肾之内，无肾中之水气，则胃气不能腾；无肾中之火气，则脾气不能化，故宜亟补肾中水火之气。然仅补肾而不用补脾胃之药，则肾中水火二气能提于至阳之上也。方用兼提汤：

人参五钱 白术一两 熟地一两 山茱萸三钱 黄芪五钱 枸杞二钱 柴胡五分 巴戟天一两 水煎服。

服一月肾气大旺，再服一月，未有不可受孕者。

此方补气之药多于补精，似乎以补脾胃为主，孰知脾胃健而生精自易，是补脾胃正所以补肾也。脾胃既旺，又加补精之味，则阴气既生，阳气易升，不必升提，气自腾越于上焦，况原有升提之药乎。阳气不下降，无非大地之阳春，随遇皆是生机，安得不受育哉。此症用旺肾汤亦甚效。

熟地一两 山茱萸 巴戟天各四钱 白术 人参各五钱 茯苓三钱 砂仁二粒 水煎服。

服一月，自可受孕。

妊娠恶阻门（二则）

1. 妇人怀妊之后，恶心呕吐，思酸解渴，见食则憎，困倦欲卧，人以为妊娠之恶阻也，谁知肝血之太燥乎。夫肾一受精，则肾水生胎，不能分润于他脏。肝为肾之子，日食肾母之气，一旦无津液之养，则肝气燥而益急，火动而气乃逆也，于是恶心呕吐之症生。虽呕吐不至太甚，而伤气则一也。气伤则肝血愈耗，世人以四物治产前诸症，正以其能生肝血也。然补肝以生血，未为不佳，但恐生血不能生气，则脾胃衰微，不胜频呕。吾恐气虚血不易生也，故治法平肝补血之中。宜用健脾开胃之药，以生阳气，则气能生血，尤益胎气耳。然虽气逆而用补气之药，气旺不益助其逆耶。不知怀妊恶阻，其逆不甚，且逆亦因虚而逆也，非因邪而逆也。因邪而逆者，助其气而逆增；因虚而逆者，补其气而逆转。况补气于补血之中，则阴足以制阳，何患于逆乎。方用顺肝益气汤：

白芍三钱 当归一钱 白术三钱 人参一钱 茯苓二钱 熟地五钱 苏子一钱 麦冬三钱 砂仁一粒 神曲一钱 陈皮三分 水煎服。

一剂恶阻轻，再剂而平，三剂全愈。

此方肝、肾、脾、胃、肺五经同调之法，其意专主于肝肾，肝平则气不逆，肾旺则血易生。凡胎不动而少带恶阻者，俱以此方投之，无不安静如故，有益于孕妇不浅，实胜于四物之汤也。盖四物汤专治肝，此方不止治肝，所以奏功尤神耳。用润肝安娠汤亦佳。

人参 茯苓 扁豆 山药各三钱 半夏 熟地 白术各五钱 川芎 麦冬 丹皮 苏子 神曲各二钱 白豆蔻一粒 陈皮三分 水煎服。

连服四剂，而恶阻止矣。

2. 妊娠每至五月，肢体倦怠，饮食无味，先两足肿，渐至遍身，后及头面俱肿，人以为犯湿而然也，谁知是脾肺之气虚乎。夫妊娠虽有按月养胎之分，其实不可拘于月数，总以健脾补肺为主。盖脾统血而肺通气也，胎非血不荫，儿非气不生，脾健则血旺而荫胎，肺清则气壮而生子。苟肺衰则气馁，即不能运气于皮肤矣。脾虚则血少，即不能运化于肢体矣。气血两衰，脾肺失令，饮食难消，精微不化，势必气血下陷，不能升举。而湿邪即乘其所虚之处，聚湿而浮肿矣。治法当补其脾肺之虚，不必以去湿为事。方用补中益气汤加减治之。

人参五钱 白术五钱 当归三钱 黄芪三钱 陈皮三分 甘草一分 柴胡一钱 升麻三分 茯苓一两 水煎服。

一剂少胀，二剂即宽，三剂渐消，四剂即愈。十剂不再犯也。

补中益气汤原是升提脾肺之药，似益气而不益血也。不知血非气不生，况湿气相犯，未便补血，故补气而助之利湿之味，则气升而水尤易散耳。然则少用利水之味可也，何重用茯苓至一两，不几以利水为君乎。夫重用茯苓于补气之中，虽是利水，仍是健脾清肺。凡利水之药，多耗气血，茯苓与白术补多于利，所以重用以分湿邪，即所以补气血耳。用土金双培汤亦效甚。

人参 苏子 茯苓 谷芽 巴戟天 菟丝子 白芍各三钱 白术 薏仁各五钱 山药五钱 神曲二钱 砂仁一粒 甘草二分 柴胡五分 水煎服。

四剂全消。

辨证录妇人科卷之十二

山阴陈士铎敬之甫号远公又号朱华子著述
会稽陶式玉尚白甫号存斋又号□□□参订

安胎门（四则）

1. 妇人小腹作痛，胎动不安，如下坠之状，人以为带脉之无力也，谁知脾肾两亏乎。夫胞胎虽系于带脉，而带脉实关于脾肾，二经亏损，则带脉力微，胞胎何能胜任乎。然人致脾肾之亏者，非因于饮食之过多，即由于色欲之太甚，不补脾补肾，而带脉迫急，胞胎所以下坠也。第胞胎通于心肾，不通于脾，补肾可也，何必补脾？不知脾胃为后天，肾为先天，脾非先天之气不能化，肾非后天之气不能生，补肾不补脾，则肾之精正不能遽生也。补后天之脾，正所以补先天之肾；补先后天之脾肾，正所以固胞胎之气。盖胞胎原备先后天之气，安可不兼补先后天脾肾哉。方用安奠二天汤：

人参一两 白术一两 熟地一两 山茱萸五钱 山药五钱 炙甘草一钱 杜仲三钱 枸杞子二钱 扁豆二钱 水煎服。

一剂痛定，二剂胎安，不必三剂。

夫胎动乃脾肾双亏之症，必须大用参、术、熟地补阴补阳之味，始能挽回于顷刻。世人往往畏用参、术，或少用以冀建功，反致寡效，此方正妙在多用也。用娱亲汤亦效。

熟地一两 白术一两 甘草一钱 人参五钱 杜仲五钱 山药五钱 水煎服。

2. 妇人怀妊至三四月，自觉口干舌燥，咽喉微痛，无津以润，以致胎动不安，甚则血流如经水，人以为火动之故也，谁知水虚之故乎。夫胎非男精不结，亦非女精不成，逐月养胎，古人每分经络，其实不能离肾水以养之也。故肾水足而胎安，肾水缺而胎动，又必肾火动而胎始不宁。盖火之有余，仍是水之不足，火旺动胎，补肾水则足以安之矣。惟是肾水不能遽生，必须上补肺金，则金能生水，而水有化源，无根之火，何难制乎。方中少加清热之品，则胎气易安。方用润燥安胎汤：

熟地一两 山茱萸五钱 益母草二钱 黄芩一钱 麦冬五钱 生地三钱 阿胶二钱 五味子二分 水煎服。

二剂燥减，又二剂胎安，连服十剂，胎不再动矣。

此方专添肾中之精，虽兼于治肺，然补肺无非补肾，故肾精不燥，火不烁胎，安得而不宁静乎。用遏炎散亦效。

熟地一两 玄参 地骨皮 麦冬各五钱 北五味子 甘草各一钱 贝母五分 炒枣仁五钱 水煎服。

3. 妇人有上吐下泻，以致胎动下坠，痛疼难忍，急不可缓，人以为脾胃之寒极也，谁知脾胃之虚极乎。夫脾胃气虚，则胞胎无力，必有崩坠之虞。况加之上吐下泻，则脾胃愈虚，欲胞胎无恙得乎。然而胞胎虽疼痛，而犹不下者，盖脾胃虽损，而肾气尚固也。胞胎系于肾而连于心，肾未损则肾气交于心，心气通于胞胎，所以未至于胎坠也。且肾气能固，则肾之气必来生脾；心气能通，则心之气必来援胃。脾胃虽虚而未绝，则胞胎虽动而未落耳。治法可不急救其脾胃乎。然而脾胃将绝，止救脾胃而土气难生，更补助其心肾之火，则火能生土，尤易接续也。方用援土固胎汤：

人参一两 白术二两 肉桂二钱 山药一两 附子五分 炙甘草一钱 杜仲三钱 续断三钱 枸杞子三钱 山茱萸一两 菟丝子三钱 砂仁三粒 水煎服。

一剂泻止，二剂吐止，腹中疼痛急迫无不尽止也。

此方救脾胃之土十之八，救心肾之火十之二。救火轻于救土者，岂土欲绝而火未绝乎？不知土崩，非重剂不能援，火息虽小剂亦可助。热药多用，必有太燥之虞，不比温补之品，可以多用。况怀妊胎动，原系土衰，非系火衰也，何必用大热之剂，过于助土以伤胎气哉。用脾胃两安汤亦效。

白术五钱 白茯苓 人参各三钱 陈皮五分 砂仁一粒 山药一两 薏仁五钱 水煎服。

4. 妇人有怀抱忧郁，以致胎动不安，两胁闷痛，如子上悬，人以为子悬之病，谁知是肝气之不通乎。夫养胎半系肾水，然非肝血相助，则肾水亦必有独力难支之势。使肝经不郁，则肝气不闭，而肝血亦舒，自然灌注于胞胎，以助肾水之不足。今肝因忧郁，则肝且闭塞不通，子无血荫，安得不上升以觅食乎。此子悬之所必至，乃气使之升，非子之欲自悬也。治法不必治子悬以泻子，但开肝气之郁结，补肝血之燥干，则子悬自定。方用解悬汤：

白芍一两 当归一两 炒栀子三钱 枳壳五分 砂仁三粒 白术五钱 人参一钱 茯苓三钱 薄荷二钱 水煎服。

一剂闷痛除，二剂子悬定，三剂全安。

去栀子多服数剂尤妙。此方乃平肝解郁之圣药，郁开而肝不去克土，肝平而木不去生火。况方中又有健脾生胃之药，自然水谷生精，四布各脏，肝肾有润泽之机，则胞胎自无干涩之患，何至婴儿之上悬哉。用通肝散亦佳。

白芍一两 归身 川芎 茯苓各三钱 郁金 薄荷各一钱 香附 神曲各二钱 陈皮三分 苏叶五分 白术五钱 水煎服。

小产门（二则）

1.妇人因行房颠狂，遂至小产，血崩不止，人以为火动之极也，谁知是气脱之故乎。凡怀孕妇人，惟藉肾水荫胎，水原不足，水不足而火易沸，加之久战不已，则火必大动。若至颠狂，则精必大泄，肾水益干，肾火愈炽，水火两病，胎何能固。胎坠而火犹未息，故血随火崩，有不可止之势。治法自当以止血为主，然而火动由于水亏，血崩本于气脱，不急固其气，则气散不能速回，血将何生。不大补其精，则精涸不能遽长，火且益炽。方用固气填精汤治之。

人参一两 熟地一两 白术五钱 当归五钱 黄芪一两 炒黑荆芥二钱 三七根末三钱 水煎调服。

一剂血止，再剂身安，四剂全愈。

此方全不清火，惟补气补精，救其匮乏，奏功独神者，以诸药甘温能除大热也。盖此热乃虚热，非实热耳。实热可以寒折，虚热必须温补，故补气自能摄血，补精自能止血也。用固气止脱汤亦效。

人参 熟地 山茱萸各一两 白术 麦冬各五钱 甘草一钱 丹皮三钱 水煎服。

2.妇人因跌扑闪损，遂至小产，血流紫块，昏晕欲绝，人以为瘀血之作祟也，谁知是血室伤损乎。夫妇人血室与胞胎相连，胞胎损而血室亦损。然伤胞胎而流血者，其伤浅；伤血室而流血者，其伤深矣。伤浅者，漏在腹，伤深者，晕在心。同一跌闪之伤也，未小产与已小产治各不同。未小产而胎不安者，宜顾其胎，不可轻去其血；已小产而血大崩者，宜散其血，不可重伤其气。盖胎已堕矣，血既尽脱，则血室空虚，惟气存耳。倘又伤其气，保无气脱之忧乎。故必须补气以生血，新血生而瘀血可止也。方用理气止瘀汤：

人参一两 黄芪一两 当归五钱 红花一钱 丹皮三钱 炒黑干姜五分 茯苓三钱 水煎服。

一剂瘀血止，二剂昏晕除，三剂全安。

此方用人参、黄芪以补气，气旺而血可摄也。用当归、丹皮以补血，血生而瘀难留也。用红花、黑姜以活血，血活而晕可除也。用茯苓以利水，水流而血易归经也。用加味补血汤亦神。

黄芪二两 当归 人参各一两 丹皮三钱 荆芥三钱 益母草三钱 水煎服。

鬼胎门（一则）

1.妇人有怀妊，终年不产，面色黄瘦，腹如斗大，肌肤消削，常至二三年未生者，此鬼胎也。或入神庙山林，起交感之念，皆能召祟成胎。幸其人不至淫荡，见祟惊惶，遇合愧恶，则鬼祟不能久恋，一交媾而去，然而淫气妖氛已结于腹，遂成鬼胎。其先人尚未觉，迨后渐渐腹大。盖人身之气血不行，内外相包，一如怀胎之兆，有似血臌之形，其实非胎非臌也。治法必用逐秽之药为主。但人至怀胎数年，即非鬼胎，其气血必衰，况非真妊，则邪气甚旺，正不敌邪，虚弱可知，乌可以迅利之药竟用祛荡乎。自必从补中逐之为得。方用荡鬼汤：

雷丸三钱 大黄一两 红花三钱 枳壳一钱 厚朴一钱 桃仁二十粒 当归一两 人参一两 牛膝三钱 丹皮三钱 水煎服。

一剂腹必大鸣，泻出恶物半桶，再服二煎，又泻恶物而愈，断不可用三剂也。

此方用雷丸以祛秽，又得大黄之扫除，佐之红花、厚朴等药，皆善行善攻之品，亦何邪能留于腹中，自然尽情逐下。然用参、归以补气血，则邪去而正又不伤，否则单用雷丸、大黄以迅下之，必有血崩气脱之害矣。倘或自知鬼胎，如室女寡妇之人，一旦成形，虽邪气甚盛，而真气未漓。可用岐天师新传红黄霹雳散：

红花半斤 大黄五钱 雷丸三钱 水煎服。

亦能下胎。然未免过伤血气，不若荡鬼汤，有益无损之更佳也。亦在人斟酌而善用之耳。用追祟丹亦神效。

大黄五钱 枳实三钱 丹皮一两 红花半斤 附子二钱 当归尾一两 人参五钱 牛膝五钱 麝香一钱 鳖甲一两 半夏三钱 南星三钱 桃仁十四粒 水煎服。

一剂而胎破矣，不须二剂。泻出恶物之后，单用当归三两，红花一两，水煎服。自然败血净而新血生也。连用四剂，自庆安然。

难产门（一则）

1.妇人腹痛数日，不能生产，人以为气虚力弱，不能送子出产门也，谁知血虚胶滞，胎中无血，儿不易转身乎。夫胎之成由于肾之精，而胎之养半资于五脏六腑之血，故血旺者子易生，血衰者子难产。所以临产之前，必须补血，虽血难骤生，补气正所以生血也。然徒补其气，不兼补其血，则阳过于旺，而阴反不足，偏胜之害，恐有升而不降之虞。故又宜气血之兼补，气能推送，而血又足以济之，则汪洋易于转头，何至有胶滞之忧哉。方用送子丹治之。

黄芪一两 当归一两 川芎三钱 熟地五钱 麦冬一两 水煎服。

二剂子生，且无横生倒养之病。

此方补气补血之药也。二者相较，补血重于补气，补气止有黄芪，其余无非补血之品，无论气血两平，阴阳交泰，易于生产。而血旺于气，则胞胎之内，无非血也。譬如舟遇水浅之区，虽用尽人功，终难推展，忽得春水泛滥，则舟能自行，又遇顺风之送，有不扬帆而迅走者乎。血犹水也，气犹风也，无水则风虽顺何益哉，故补气必须补血耳。用麦冬升麻汤亦效。

麦冬四两 升麻二钱 水煎服。而儿身即转，易于速下也。

血晕门（一则）

1. 妇人甫产后，忽眼目昏晕，恶心欲吐，额上、鼻尖有微汗，鼻出冷气，神魂外越，人以为恶血冲心之患也，谁知气虚欲脱而血晕乎。盖新产之后，血已尽倾，血舍空虚，止存微气。倘其人阳气素虚，则气祛原不能生血，及胎破而心血随胎而堕，则心无血养，所望者气以固之也。今气又虚脱，心君无护，所剩残血非正血，不可归经，内庭变乱，反成血晕之症矣。治法必须大补气血，不宜单治血晕也。补血以生新血，正活血以逐旧血也。然血乃有形之物，难以速生，气乃无形之物，易于迅长。补气以生血，不更易于补血以生血乎。方用解晕汤：

荆芥三钱 人参一两 当归一两 炮姜一钱 黄芪一两 水煎服。

一剂晕止，二剂心定，三剂气旺，四剂血生，不再晕也。

此方实解血晕之圣方。凡产后能服此方，断无退母之症，或人参力不能用，减去大半，或少用一二钱，余如分两，多服数剂，无不奏功也。用参归荆芥汤亦效甚。

人参一两 荆芥三钱 当归一两 水煎服。

胞衣不下门（一则）

1. 妇人儿已生地，而胞衣尚留于腹，三日不下，心烦意躁，时欲晕去，人以为胞胎之蒂未断也，谁知血少干枯粘连于腹乎。世见胞衣不下，心怀疑惧，恐其上冲于心，有死亡之兆，然胎衣何能冲于心也。但胞衣未下，则瘀血未免难行，有血晕之虞耳。治法仍大补气血，使生血以送胎衣，则胎衣自然润滑，生气以助生血，则血生迅速，尤易推堕也。方用送胎汤：

当归二两 川芎五钱 乳香末一钱 益母草一两 没药末一钱 麝香半分，研 荆芥三钱 水煎调服。

立下。

此方以当归、川芎补其气血，以荆芥引气血归经，用益母草、乳香等药逐瘀下胎。新血既长，旧血难存，气旺上升，瘀浊自然迅降，无留滞之苦也。盖胞衣留腹，有回顾其母胎之心，往往有六七日不下，胞衣竟不腐烂，正以其有生气也。可见胎衣在腹，不能杀人，补之自降也。或谓胞衣既有生气，补气补血，则胞衣宜益坚牢，何补之反降？不知子未下，补则益于子；子已下，补则益于母。益子而胞衣之气连，益母而胞衣之气脱，实有不同。故此补气补血，乃补各经之气血，以推送之，非补胞胆之气血，是以补气补血，而胎衣反降也。用加味佛手散殊效。

当归二两 川芎一两 益母草五钱 乳香末一钱 败龟板一具 水煎服。

一剂即下也。

产后诸病门（二则）

1. 妇人产后，小腹疼痛，甚则结成一块，手按之益痛，此名儿枕痛也。夫儿枕者，前人谓儿枕头之物也。儿枕之不痛，岂儿生不枕而反痛乎？是非儿枕可知。既非儿枕，何故作痛？乃瘀血成团未散之故也。此等之痛，多是健旺之妇，血之有余，非血之不足，似可用破血之药。然血活则瘀血自除，血结则瘀血作祟。不补血而败血，虽瘀血可消，毕竟耗损血气，不若于补血中行其逐秽之法，则瘀血既去，气血又复不伤。方用散结安枕汤：

当归一两 川芎五钱 山楂十粒 丹皮二钱 荆芥二钱 益母草三钱 桃仁七个 乳香一钱 水煎调服。

一剂痛即止，不必再剂。

此方逐瘀于补血之中，消块于生血之内，不专攻痛而其痛自止。人一见儿枕之痛，动以延胡、蒲黄、五灵脂之类以化块，何足论哉。用归荆安枕汤亦神。

当归五钱 丹皮一钱 荆芥三钱 山楂十粒 水煎服。

一剂即止痛。

2. 产后小腹痛，按之即止，人亦以为儿枕之痛也，谁知血虚之故乎。产后亡血过多，则血舍空虚，原能腹痛，但痛实不同。如燥糠触体光景，此乃虚痛，非实痛也。凡虚痛宜补，而产后之虚痛尤宜补。惟是血虚之病，必须用补血之剂。而补血之味，大约润滑居多，恐与大肠不无相碍。然而产后则肠中干燥，润滑正相宜也。故补血不特腹中甚安，肠中亦甚便耳。方用腹宁汤：

当归一两 续断二钱 阿胶三钱 人参三钱 麦冬三钱 炙甘草一钱 山药三钱 熟地一两 肉桂二分 水煎服。

一剂痛轻，二剂痛止，多服更美。

此方补气补血之药也。然补气无太甚之忧，补血无太滞之害，气血既生，不必止痛而痛自止矣。用术归桂草汤亦神。

白术 当归各五钱 肉桂五分 炙甘草一钱 水煎服。

二剂愈。

下乳门（二则）

1. 妇人产后数日，绝无点滴之乳，人以为乳管之闭也，谁知气血之涸乎。夫无血不能生乳，而无气亦不能生乳。乳者，气血所化也。然二者之中，血之化乳，又不若气之化乳为速。新产之后，血已大亏，生血不遑，何能生乳？全藉气以行血而成乳也。今数日乳不下，血诚少，而气尤微。世人不知补气之妙，一味通乳，无气则血从何生？无血则乳从何化？不几向乞人而求食，问贫儿而索金耶。治法补其气以生血，不可利其窍而通乳也。方用通乳丹：

人参一两 当归二两 麦冬五钱 黄芪一两 猪蹄二个 木通三分 桔梗三分 水煎服。

二剂而乳如泉流矣。

此方但补气血以生乳，正以乳生于气血也。用化乳丹亦佳。

当归 熟地 黄芪各一两 麦冬三钱 山茱萸四钱 川山甲一片 菟丝子五钱 枸杞子三钱 水煎服。

连用四剂，即多乳矣。

2. 有壮妇生产后数日，或闻丈夫之嫌，或听公姑之啐，遂至两乳胀满作痛，乳汁不通，人以为阳明之火也，谁知肝气之郁结哉。夫阳明多气多血之腑，乳汁之化，原属阳明，然而阳明属土，必得肝木之气相通，则稼穑作甘，始成乳汁，未可全责之阳明也。壮妇产后，虽亡血过多，而气实未衰，乳汁之化，全在气而不尽在血也。今产数日而两乳胀满作痛，是欲化乳而不可得，明是有郁而肝气不扬，阳明之土气亦因之同郁，木土不相合而相郁，安得而化乳哉。治法大抒其肝木之气，则阳明之气血自通，不必通乳而乳自通也。方用通肝生乳汤：

白芍五钱 当归五钱 麦冬五钱 通草一钱 柴胡二钱 白术五钱 甘草三分 熟地一两 远志一钱 水煎服。

一剂即通。

此方药味太重，治产妇似乎不宜。不知健妇抱郁，不妨权宜用之，若非少壮之女，虽因郁少乳，不可全用。减半治之，亦不全失，又在临症时裁酌之也。用生汁汤亦佳。

当归二两 川芎四钱 通草一钱 柴胡五分 麦冬四钱 白术五钱 甘草三分 熟地一两 水煎服。

四剂必大通。

辨证录外科卷之十三

山阴陈士铎敬之甫号远公又号朱华子著述
会稽陶式玉尚白甫号存斋又号□□□参订

背痈门（二则）

1. 人有背心间先发红瘰，后渐渐红肿，此发背之兆也，最为可畏。古人云：外大如豆，内大如拳；外大如拳，内大如盘。言其外小而内实大也。然而痈疽等毒，必须辨其阴阳。有先阴而变阳者，有先阳而变阴者；有前后俱阳者，有前后俱阴者。阳症虽重而实轻，阴症虽轻而实重；先阴而变阳者生，先阳而变阴者死。病症既殊，将何以辨之？阳症之形，必高突而肿起；阴症之形，必低平而陷下。阳症之色纯红，阴症之色带黑。阳症之初起必痛，阴症之初起必痒。阳症之溃烂，必多其脓；阴症之溃烂，必多其血。阳症之收口，身必轻爽；阴症之收口，身必沉重。至于变阴变阳，亦以此消息断断不差也。倘见红肿而高突，乃阳症之痈也。乘其肉肿初发，毒犹未化，急以散毒之药治之，可随手愈也。发背而至横决者，皆因循失治，以致破败而不可救，阳变阴者多矣。救痈如救火，宜一时扑灭，切勿见为阳症无妨，而轻缓治之也。方用**急消汤**：

忍冬藤二两 茜草三钱 紫花地丁一两 甘菊花三钱 贝母二钱 黄柏一钱 天花粉三钱 桔梗三钱 生甘草三钱 水煎服。

一剂轻，二剂又轻，三剂全消，不必四剂也。

此方消阳毒之初起极神。既无迅烈之虞，大有和解之妙。世人不知治法，谓阳毒易于祛除，孟浪用虎狼之药，虽毒幸消散，而真气耗损于无形，往往变成别病，乃医者成之也。

2. 人有背心发瘰，痒甚，已而背如山重，悠悠发红晕，如盘之大，此阴痈初起之形象也，最为可畏，尤非前症阳痈可比。乃一生罪孽，鬼祟缠身，必然谵语胡言。如见此等症候，本不可救。然而人心善恶成于一念之迁悔，求生无术，亦见医道无奇。盖阳症有可救之术，阴症岂无可生之理，总在救之得法耳。大约阴痈之症，虽成于鬼祟之缠身，然必正气大虚，邪得而入之也。设正气不虚，邪将安入。故救阴痈之症，必须大用补气补血之药，而佐之散郁散毒之品，则正旺而邪自散矣。方用变阳汤：

人参二两 黄芪二两 金银花半斤，煎汤代水 附子一钱 荆芥炒黑，三钱 柴胡二钱 白芍一两 天花粉五钱 生甘草五钱 井花水煎汁二碗服，渣再煎。

服后阴必变阳而作痛。再一剂而痛亦消，再服一剂而全愈，竟消灭无形也。

然人不致皮破血出，断不肯信。虽然先用此等之药以治发背，毋论病人不肯服，即医生亦不肯用，或医生知用此治疗，而病人之家亦不肯信。往往决裂溃烂，疮口至如碗大而不可收，始悔参、芪之迟用矣。予既论此症，又多戒辞，劝人早服此方，万不可观望狐疑，丧人性命。盖阳毒可用攻毒之剂，而阴毒须用补正之味。用人参、黄芪以补气，气旺则幽阴之毒不敢入心肺之间。而金银花性补，善解阴毒，得参、芪而其功益大，然非得附子则不能直入阴毒之中，而又出于阴毒之外。毒深者害深，又益之生甘草以解其余毒。然毒结于背者，气血之壅也，壅极者郁之极也。故加柴胡、荆芥、白芍、天花粉之类消痰通滞，开郁引经，自然气宣而血活，痰散而毒消矣。

肺痈门（二则）

1. 人有胸膈间作痛，咳嗽时更加痛极，手按痛处，尤增气急，人以为肺经生痈也，谁知是肺热生痈耳。夫肺为娇脏，药食之所不到者也，故治肺甚难。肺热害肺，既可成痈，将何法疗之？疗之法，似宜救火以泻肺。肺药不可入，而肺为脾之子，脾经未尝不受药也。补其脾经之土，则土能生金也。平其肝经之木，则金不能克木矣。清其心经之火，则火不能刑金也。三经皆有益于肺，无损于金，则肺气得养，而后以消毒之品直解其肺①中之邪，何难于不收乎。方用全肺汤：

元参三两 生甘草五钱 金银花五两 天花粉三钱 茯苓三钱 白芍三钱 麦冬二两 水煎服。

一剂而痛减，二剂而内消矣。

大凡痈疽之症，必须内消，不可令其出毒。内消之法，总不外脾肝心三经治之，而无别消之道。或曰：肺之子肾也，独不可治肾以消乎。然肺痈之成，虽成于火烁肺金之液，实因肺②气之自虚也。补肾虽使肺气不来生肾，惟是肺气相通，补

---

① 肺：原作"肝"，字之误，今改。

② 肺：原作"肝"，字之误，今改。

肾之水，恐肺气下降，而火毒反不肯遽散，不若止治三经，使肺^①气得养，自化其毒，不遗于肾之为妙也。

2.人有胸膈作痛，咳嗽不止，吐痰更觉疼甚，手按痛处不可忍，咽喉之间，先闻腥臭之气，随吐脓血，此肺痈不独已成，而且已破矣。夫肺痈未破者易于消，已破者难于治，为脓血未能遽净耳。然得法，亦不难也。盖肺之所以生痈者，因肺火不散也，然肺火来，因肺气虚也，肺虚而火留于肺，火盛而后结为痈。不补虚而散火，而未成形者何以消，已成形者何以散，既溃烂者，又何以愈哉。是虚不可不补，而补虚者补何脏乎？必须补肺^②气之虚，而肺不能直补其气，补胃气之虚，则肺气自旺也。今痈已破矣，多吐脓血，则肺气尤虚，虽毒尚存，不可纯泻其毒，于补气之中而行其攻散之方，而行其攻散之法，则毒易化而正气无伤。方用完肺饮：

人参一两 元参二两 蒲公英五钱 金银花二两 天花粉三钱 生甘草三钱 桔梗三钱 黄芩一钱 水煎服。

一剂脓必多，二剂脓渐少，三剂疼轻，四剂而又轻，五剂痛止，脓血亦止，六剂竟奏全功。

此方补胃中之气，即泻胃中之火，胃气旺，肺气不能衰，胃火衰，肺火不能旺，所以能败毒而又能生肉耳。其诸药亦能入肺，不单走于胃，然而入胃者十之八，入肺者十之二，仍是治胃益肺之药也。或问：肺痈已破，病已入里，似不宜升提肺气。南昌喻嘉言谓宜引之入肠，而先生仍用桔梗以开提肺气，恐不可为训。嗟乎，予所用之药，无非治胃之药，药入于胃，有不引入肠者乎。然肺气困顿，清肃之令不行，用桔梗以清肺，上气通而下气更速，然则上之开提，正下之迅遂也。

肝痈门（二则）

1.人有素多恼怒，容易动气，一旦两胁胀满，发寒发热，既而胁痛之极，手按痛处不可忍，人以为肝火之盛也，谁知是肝叶生疮耳。世人但知五脏中惟肺生痈，不知肝亦能生痈也。且《灵》《素》诸书亦未有及，得毋创论以惊世乎。余实闻异人有谓：胁痛手不可按者，肝叶生痈也。《灵》《素》二经不谈者，肝经生痈，世不常有，古人未有此症，所以略而不言。盖古今之气运不同，而痈毒之生长不一。肝一恼怒，则肝叶张开，肝气即逆。大怒之后，肝叶空胀，未易平复。且怒必动火，

---

① 肺：原作"肝"，字之误，今改。

② 肺：原作"肝"，字之误，今改。

怒愈多而火愈盛，火盛必烁干肝血，烁干则肝气大燥，无血养肝更易发怒。怒气频伤，欲不郁结而成痈，乌可得乎。然痈生于内，何从而见。然内不可见，而外即可辨也。凡生痈者，胁在左而不在右，左胁之皮必现红紫色，而舌必现青色，以此辨症，断断无差。治之法，必平肝为主，而佐之泻火去毒之药，万不可因循时日，令其溃烂而不可救也。方用化肝消毒汤：

白芍三两 当归三两 炒栀子五钱 生甘草三钱 金银花五两 水煎汁一碗，饮之。

一剂而痛轻，二剂而痛又轻，三剂而痛如失。

减半再服数剂而全愈。此方用当归、白芍直入肝中，以滋肝血，则肝血骤生，易解肝血之燥。又得甘草以缓其急，栀子清火，金银花解毒，安得不取效之捷哉。盖是火毒既盛，肝血大亏，用此方而不如此大剂煎饮，亦自徒然。倘执以肝火之旺而非是肝痈之成，单用归、芍以治胁痛，断不能取效也。

2. 人有左胁间疼痛非常，手按之更甚，人以为胁痛，而不知非胁痛也，此乃肝经之痈耳。夫肝经生痈，多得之恼怒，予前条已畅论之矣。然而肝痈不止恼怒能生，而忧郁亦未尝不生痈也。惟因恼怒而得之者，其痛骤；因忧郁而得之者，其痛缓。当初痛之时，用逍遥散大剂煎饮，痛立止，又何至成痈也。因失于速治，而肝中郁气苦不能宣，而血因之结矣。血结不通，遂化脓而成痈，其势似乎稍缓，然肝性最急，痛成而毒发其骤也。世有胁痛数日而死者，正因生痈毒败而死，非胁痛而即能死人，可不急救治之乎。方用宣郁化毒汤：

柴胡二钱 白芍一两 香附二钱 薄荷二钱 当归一两 陈皮一钱 枳壳一钱 天花粉三钱 生甘草三钱 金银花一两 水煎服。

一剂而痛轻，二剂而痛减，三剂而痛又减，四剂全愈。重则不出六剂。愈后用四物汤大剂调治，不再发也。

夫肝痈世不常见，既有前条，不必又论及此。然肝痈不可见，而胁痛世人之所常病，吾特发明忧郁之能成又若此，则人知急治，何至成痈哉。

大肠痈门（二则）

1. 人有腹中痛甚，手不可按，而右足屈而不伸，人以为腹中火盛而存食也，谁知是大肠生痈耳。大凡腹痛而足不能伸者，俱是肠内生痈耳。惟大肠生痈，亦实有其故，无不成于火，火盛而不散，则郁结而成痈矣。然而火之有余，实本于水之不足，水衰则火旺，火旺而无制，乃养成其毒而不可解。然则治之法，又何必治火哉，壮水以治火，则毒气自消。方用清肠饮：

金银花三两 当归二两 地榆一两 麦冬一两 元参一两 生甘草三钱 薏仁五钱 黄芩二钱 水煎服。

一剂而痛少止，二剂而足可伸，再二剂而毒尽消矣。

此方纯阴之物，而又是活血解毒之品，虽泻火，实滋阴也。所以相济而相成，取效故神耳。倘不益阴以润肠，而惟攻毒以降火，则大肠先损，又何胜火毒之凌烁哉。毋怪愈治而愈不能效也。

2. 人有大肠生痈，右足不能伸，腹中痛甚，便出脓血，肛门如刀割，此肠痈已经溃烂也，能食者生，不能食者死。虽然不能食之，中亦有非因火毒之炽而然者，又不可因其不能食而弃之也。大凡生此各种痈疮，俱以有胃气为佳，无胃气，毋论阴毒阳毒，多不可救。故治阴疽之病，断以扶胃气为第一法，而少加之败脓祛毒之药，则正气无伤，而火毒又散。今大肠痈破，而致饮食不思，则胃气已尽绝，大危之症也。不急补胃，惟治痈，必死之道也。方用**开胃救亡汤**：

人参一两 金银花二两 山药一两 生甘草三钱 薏仁一两 元参一两 白术一两 山羊血研末，一钱 水煎调服。

一剂胃开，二剂脓少，三剂痛止，四剂全愈。

此方全去救胃，而败脓祛毒已在其中。妙在金银花虽治毒而仍滋阴之药，为疮家夺命之物，军乃至仁至勇之师，又得参、术以补助其力，即散毒尤神。山羊血止血消渴，且善通气，引诸药入痈中解散之，乃乡导之智者也。合而治之，则调合有人，抚绥有人，攻剿有人，安得不奏功如神乎。自然胃气大开，化精微而辅输于大肠也。倘胃气未伤，服之尤奏功如响，万勿疑畏不用此方，枉人性命耳。

小肠痈门（二则）

1. 人有腹痛口渴，左足屈而不伸，伸则痛甚，手按其痛处更不可忍，人以为肠中生痈也，然而肠中生痈不同，有大小肠之分，屈右足者大肠生痈，屈左足者小肠生痈也。今屈而不伸者，即在左足，是痈生于小肠而非生于大肠矣。惟是大肠之痈易治，小肠之痈难医，以大肠可泻，而小肠难泻也。虽然得其法又何不可泻哉。盖大肠可泻其火从糟粕而出，小肠可泻其火从溲溺而泄也。方用**泄毒至神汤**：

金银花三两 茯苓一两 薏仁一两 生甘草三钱 车前子三钱 刘寄奴三钱 泽泻三钱 肉桂一分 水煎服。

一剂而水如注，二剂而痛顿减，三剂而症如失，不必四剂也。

此方俱利水之药，止一味金银花消毒之味，何以建功之神如此？盖小肠之毒必须内消，而内消之药，舍金银花，实无他药可代，以他药消毒皆能损伤正气，而小肠断不可损伤，故必须以金银花为君。但金银花不能入小肠之中，今同茯苓、薏仁、泽泻、车前子之类引入小肠，又加肉桂一分，得其气味引入膀胱，从溲溺而化。又恐火毒太盛，诸药不能迅逐，更加刘寄奴之速祛，甘草之缓调，刚柔迟速并行，既无留滞之虞，而复无峻烈之害，自然火毒殆尽膀胱小肠而出也。

2. 人有腹痛呼号不已，其痛却在左腹，按之痛不可忍，不许人按，医以为食积在大肠也，谁知是小肠之生痈耳。凡肠痈必屈其足，而今不屈足，似非肠痈之病。然肠痈生于肠内者，必屈其足。在大肠者，屈右足而不伸，在小肠，屈左足而不伸也。若痛生于肠外者，皆不屈足。痛在左则小肠生痈，痛在右则大肠生痈也。至食积燥屎之痛，时而痛，时而不痛。故痛在左，明是小肠之外生痈也。大小肠生痈于肠内尚可破溃，而大小肠生痈于肠外，断不可使之破溃者，以肠外无可出之路，皆必死之症也，而小肠更甚，必须急早治之。方用内化丹：

金银花四两 当归二两 车前子五钱 生甘草三钱 茯苓一两 薏仁一两 水煎服。

一剂而痛大减，二剂而痛又减，三剂而痛全止，四剂全愈。

此方即前方之变方也。但前方以利水之中，而行其败毒之法，此方于利水之中，补血以败毒之法也。盖痈破利水，则毒随水出，易于祛除；痈未破，不补血以利水，则水泄而血虚，难于消化。同中之异，不可不知也。然此方亦须急早治之则有益，否则痛虽愈而瘀血流于肠外，必有终身腹痛之病也。

无名肿毒门（一则）

1. 人有头面无端忽生小疮，痒甚，第二日头重如山，第三日面目青紫。世人多不识此症，此乃至危至急之病，苟不速救，数日之内必一身发青黑而死。若青不至心胸者，尚可救疗。因其人素服房中热药，热极便为毒也。凡人入房而久战不泄者，虽气主之，而实火主之也。气旺而非火济之，则不足以鼓动其兴趣，而博久战之欢。补气之药，断不能舍参、芪而求异味。世人贪欢者多，吝惜者亦复不少。用热药以助火，非多加人参，不足以驾驭其猛烈之威。无如人参价高，力难多备，方士不得已迁就世人，乃少减人参，则功力自薄，及多加热药以壮其火，于是金石火煅之药纷然杂用，谓不如此，不足以助其命门之火也。夫命门之火，肾火也，非真阴之水不养，不同于脾胃之火可以外水解之也。且肾火既旺，则外势刚强，必多御女，一取快乐，偶尔纵欲，亦复何伤。无奈淫心无尽，愈战愈酣，火炽则水干，火沸则水涸，即不频泄其精水，亦不足以制火，而热毒有结于肠胃者矣。况战久则兴必深，未有不尽兴而大泄者。精泄过多，则火更旺，未免阳易举而再战。或归于前药之太少，更多服以助其势，孰知药益多而火益烈，战益频而水益竭乎。久之水涸火炎，阳虽易举而不能久战，未免有忍精缱绻之时，勉强而斗，精不化而变为毒，结于阴之部位而成痈，结于阳之部位而成毒。头上者，正阳之部位也，较生于阴之部位者更为可畏。非多用化毒之药，又安能起死为生哉。方用回生至圣丹：

　　生甘草五钱 金银花半斤 玄参三两 蒲公英三两 天花粉三钱 川芎一两 水煎服。

　　一剂而头轻，青紫之色淡矣。再服二剂，青紫之色尽消而疮亦尽愈，不必三剂也。

　　此方化毒而不耗其气，败毒而不损其精，所以建功甚奇也。此毒原系水亏之极，而泻毒诸药无不有损于阴阳，惟金银花攻补兼妙，故必须此品为君。但少用则味单而力薄，多用则味重而力厚。又加玄参以去火，甘草以泻毒，蒲公英之清热，天花粉之消毒，川芎之散结，自然相助而奏效也。

对口痈门（一则）

　　1. 人有对口之后，忽生小疮，先痒后痛，随至溃烂，人以为至凶之痈也，然而痈生于对口者犹轻，而生于偏旁不胜对口者尤重。盖颈项之上，乃肾督之部位也。其地属阴，所生痈疽，多是阴疽而非阳痈也。阳疽必高突数寸，其色红肿发光，疼痛呼号；若阴痈则不然，色必黑黯，痛亦不甚，身体沉重，困倦欲卧，呻吟无力，其疮口必不突起，或现无数小疮口，以眩世人，不知从何处觅头。然而阴阳二毒，皆可内消，何可令其皮破肿溃而后治之乎。至于内消之法，正不须分辩阴阳，惟既破溃脓，阴阳不审而漫投药饵，则祸生顷刻。而内消之法，大约止消三味，名为三星汤：

　　金银花二两 蒲公英一两 生甘草三钱 水煎服。

　　二剂即便全消。阳症已破者，仍以此方治之，不三服必脓尽肉生。若阴症大溃者，此方不可复投，改用七圣汤：

　　人参一两 生黄芪一两 当归一两 金银花二两 白术一两 生甘草三钱 肉桂一钱 水煎服。

　　一剂而血止，二剂而肉生，三剂而口小，四剂而皮合，再服二剂全愈。

　　此方治各处痈毒凡低陷而不能收口者，无不神效，不止治对口之阴毒，善收功也。诚以阳症可以凉泻，而阴症必须温补故耳。

脑疽门（一则）

1.世有生痈疽于头顶者，始名脑疽。若对口偏口，俱非真正脑疽也。此疽九死一生，然治之得法，俱可救也。大约生此疽者，皆肾火之沸腾也。盖脑为髓海，原通于肾，肾无火则髓不能化精，肾多火则髓亦不能化精。岂特不能化精，随火之升降，且化为毒以生痈疽矣。盖肾之化精，必得脑中之气以相化，若脑中无非肾火，势必气化为火，火性炎上，不及下降，即于脑中髓海自发其毒，较之脑气下流为毒者，其毒更甚。故往往有更变形容，改换声音，疮形紫黑，烦躁口干，随饮随渴，甚至脑骨俱腐，片片脱下，其狼狈之状，有不可以言语形容者，又将何以救之耶？此症须问其饮食如何，倘饮食知味，即可用药。方用五圣汤治之。

金银花半斤 玄参三两 黄芪四两 麦冬三两 人参二两 水煎服。

连服四剂，其痈疽渐愈。改用十全大补汤重四两，与之服四剂。又改为八味地黄汤恣其酣饮，可获全愈矣。

是此等治疗，亦九死一生之法。然舍吾法，实无有第二法矣。人生此疽，得于房术者俱多。兴阳涩精，都是丹石燥烈之品，或洗或嚼，或噙于口，或藏于脐，霸阻精道，久战不已，日积月累，真阴枯烁，髓竭火发，遂溃顶门，多致不救。人何苦博妇女之欢，丧千金之命，长号于夜台也。

囊痈门（一则）

1.人有阴囊左右而生痈毒者，名曰便毒。生于囊之下，粪门谷道之前，名曰囊痈。三处相较，便毒易治，而囊痈最难疗也。以囊之下为悬痈，其皮肉与他处不同。盖他处皮肉或横生，或直生，俱易合口，而悬痈之处，横中有直，直中有横，一有损伤，不易收功。然治之有法，未尝难也。此等之痈，皆少年贪于酒色，或游花街而浪战，或入柳巷而角欢，忍精而斗，耐饥而交，或已泄而重提其气，或将败而再鼓其阳，或有毒之妇而轻于苟合，或生疮之妓而甘为精斗，往往多生此痈。所谓欲泄不泄，化为脓血是也，治之法必须大补其虚，而佐之化毒之味，以毒因虚而成，不治虚可得乎。方用逐邪至神丹：

金银花四两 蒲公英二两 人参一两 当归二两 生甘草一两 大黄五钱 天花粉二钱 水煎服。

一剂而毒消，二剂而全愈，溃者三剂可以收功矣。

此方用金银花四两，用蒲公英二两，佐之参、归、大黄之大料，未免过于霸气。然大虚之病，又用大黄祛逐，似乎非宜。谁知毒正盛，乘其初起之时，正未甚衰，大补泻火之为得乎。倘因循失治，或畏缩而不敢治，及至流脓出血，正气萧索，始用参、芪补气，往往有用至数斤而尚未能复元。何不早用于化毒之中，正又无伤而毒又易散哉。此因势利道之法，又不可不知也。

臂痈门（一则）

1.人有两臂之间忽然生疮而变成痈疽者，亦阴痈也。虽较头面、对口、肩背上少轻，然治不得法，亦能杀人。故须辩阴阳之治。大约痛者阳症，痒者阴症，不难于治也。如阳症用三星汤，一二剂便可立消。若阴症，三星汤又不可用，必须大补气血，而佐之消痰化毒之剂，始能奏功。不可谓手足非心腹之疾，不须补虚也。夫阴主静，而两手则至动者也，至动而生阴痈，则动变为静矣，反常之道也，可不畏乎。况动变为静，又趋阴之道也。阳趋于阴，非生近于死乎。欲阳返于阴则易，欲阴返于阳则难，谁谓两手之痈而可小视之哉。治法仍宜慎重，方用消痈还阳丹：

人参三钱 白术一两 生甘草三钱 天花粉三钱 生黄芪一两 金银花二两 肉桂一钱 当归五钱 乳香末一钱 水煎服。

一剂而痒变为痛矣，二剂而痛如失，三剂而全消，不必四剂也。

此方与七圣汤相同，而意气各异，七圣汤已溃者也，此方治未溃者也。已溃者以生肉为先，未溃者以护肌为主。所以七圣汤内无乳香、天花粉者，正以二味之中有拥卫之功耳。

乳痈门（二则）

1.人有乳上生痈，先痛后肿，寻常发热，变成疡痈。此症男妇皆有，而妇人居多。盖妇人生子，儿食乳时后偶尔贪睡，儿以口气吹之，使乳内之气闭塞不通，遂至生痈。此时即以解散之药治之，随手而愈。倘因循失治，而乳痈之症成矣。若男子则不然，乃阳明胃火炽盛，不上胜于口舌而中拥于乳房，乃生此病。故乳痈之症，阳病也，不比他痈有阴有阳，所以无容分阴阳为治法，但当别先后为虚实耳。盖乳痈初起多实邪，久经溃烂为正虚也。虽然邪之有余，仍是正之不足，于补中散邪，亦万全之道，正不必分先宜攻而后宜补也。方用和乳汤：

贝母三钱 天花粉三钱 当归一两 蒲公英一两 生甘草二钱 穿山甲土炒，一片，为末 水煎服。

一剂而乳房通，肿亦消矣，不必二剂。

此方用贝母、天花粉者，消胃中之壅痰也。痰壅而乳房之气不通，化其痰则胃火失其势。而后以蒲公英、穿山甲解其热毒，利其关窍，自然不攻而自散矣。又恐前药过于迅逐，加入当归、甘草补正和解，正既无伤而邪又退舍矣，此决不致火毒不行而变为乳岩之病也哉。

2. 人有先生乳痈，虽已收口，后因不慎房事，以致复行溃烂，变成乳岩，现成无数小疮口，如管非管，如漏非漏，竟成蜂窝之状，肉向外生，终年累月而不愈。服败毒之药，身愈狼狈，而疮口更加腐烂，人以为毒深结于乳房也，谁知气血之大亏乎。凡人乳房内肉外长，而筋束于乳头，故伤乳即伤筋也。此处生痈，原须急散，迟则有筋弛难长之虞。况又加泄精以损伤元气，安得不变非常乎。当时失精之后，即大用补精填髓之药，尚不至于如此之横。今既因虚而成岩，复见岩而败毒，不已虚而益虚乎。毋怪其愈败愈坏也。治法必须大补其气血，以生其精，不必再泄其毒，以其病原无毒之可泄耳。方用化岩汤：

人参一两 白术二两 黄芪一两 当归一两 忍冬藤一两 茜根二钱 白芥子二钱 茯苓三钱 水煎服。

连服二剂，而生肉红润。再服二剂，脓尽痛止。又二剂，漏管重长。又二剂全愈。再二剂永不再发。

此方全去补气血，不去消毒，实为有见。虽忍冬藤乃消毒之药，其性亦补，况同入于补药中，彼亦纯于补矣。惟是失精变岩，似宜补精，乃不补精，而止补气血何也？盖精不可以速生，补精之功甚缓，不若补其气血，转易生精。且乳房属阳明之经，既生乳痈，未必阳明之经能多气多血矣。补其气血，则阳明之经旺，自然生液生精，以灌注于乳房，又何必复补其精，以牵掣参、芪之功乎，此方中所以不用生精之味耳。

肚痈门（一则）

1. 人有生痈于小腹间，断无阳毒之症，以其地属阴之部位也。阴生阴毒，似乎至重，然而纯阴无阳，一用阳药立可成功。无奈世人一见肚腹生痈，多用阴药以消毒，反致成难救之病，为可悯也。然予所谓阳药者，非散火祛风之药，乃补气温火之味耳。盖阴地结成阴毒者，乃寒虚之故。寒因虚而不行，毒因寒而郁结，用热药以祛寒，自能解寒而散毒也。方用**辟寒救腹丹**：

白术三两 茯苓三钱 肉桂三钱 金银花三两 附子一钱 当归二两 蛇床子五钱 水煎服。

一剂而内消矣。倘已溃者，三剂而脓尽肉生矣。四剂亦必全愈。

此方用白术为君者，以白术专利腰脐之气也。腰脐之气利，则下腹之部位尽利矣。而后以金银花、蛇床子祛其毒气，则毒气易消。然恐寒极不能直入，故又加附、桂斩关突围而进也。惟是桂、附、术、床俱是一派干燥之物，邪虽祛除，未免耗血，故用当归阳中之阴，少制其横，则阴寒渐散，而又无阳旺之虞。所以既能奏功，才免后患也。

多骨痈门（一则）

1. 人有大腿旁①边，长强穴间，忽然疼痛高肿，变成痈疽之毒，久则肉中生骨，以铁镊取出，已而又生，世人以为多骨痈也，孰知湿热毒之所化耳。夫多骨痈之生，因人食生果湿热所成者也。治之早，服一二剂便可解散。无如因循失治与治不得法者，遂至湿壅而添热，热盛而化骨，日久迁延，卧床而不能起也。说者谓初起之时未尝有骨，可以内散，既生骨之后，必须烂骨外取，未可全望其解散也。而孰知不然，盖多骨之症无形之所化，非肉中真生骨也，乃似骨而非骨耳。真骨难化，似骨又何难化之有。治之法利其湿，清其热，而主之补气补血之药，不必消骨而骨自消矣。方用**五神汤**：

茯苓一两 车前子一两 金银花三两 牛膝五钱 紫花地丁一两 水煎服。

一剂轻，二剂又轻，三剂而骨消矣，四剂而疮口平，五剂全愈。

此方用茯苓、车前以利水，紫花地丁以清热，又用金银花、牛膝补中散毒，安得不奏功哉。

恶疽门（一则）

1. 人有四肢之间，或头面之上，忽然生疽，头黑皮紫，疼痛异常，此阳症之毒也，治不得法，亦能杀人。盖阳症之毒，其势甚骤，不亟用散毒之药，则养成大

---

① 旁：原作"傍"。

横，蔓延难收，小毒变成大毒。然而疽与痈实有不同，痈溃于内，疽肿于外也；溃于内，难于外治，肿于外，易于内消。虽痈疽之毒尽由内而外发，无不可治内而外愈，而疽病尤宜内治也。方用消疽散：

生地三钱 连翘三钱 忍冬藤一两 白芷三钱 夏枯草一两 地榆三钱 天花粉三钱 生甘草二钱 当归一两 水煎服。

未溃，二剂则消。已溃，四剂全愈。

此方通治恶疽之方。凡生疽者，以此方投之，无不神效。盖补血散毒，则血活而毒难留，凉血清火，则血寒而火易散。疽多阳症，所以治无不宜也。

疔疮门（一则）

1. 人有生疔疮者，一时疼痛非常，亦阳毒也，但初生时，人最难辩。世人以生黄豆病人嚼，不知辛生之味，便是疔疮，以此辨之不错。其疮头必发黄泡，中或现紫黑之色，更须细看泡中，必有红白一线通出于泡外。大约疔生足上，红线由足而入脐；疔生手上，红线由手而入心；疔生唇面，红线由唇面而至喉。如见此红线之丝，在其红线尽处，用针刺出毒血，则免毒攻心。若现白线之丝，则不必刺也。治法总以消毒泻火为主。世人戒用官料之药，此不知医之语，毒非药安除哉。方用拔疔散：

紫花地丁一两 甘菊花一两 水煎服。

一剂而红线除，二剂而疔疮散，三剂全愈，又何必外治挑开疔头之多事哉。若已溃烂，亦用此方，但加当归治之，必须二两，亦不必四剂，毒尽而肉生也。

杨梅疮门（一则）

1. 凡好嫖者，恋垆酣战，自觉马口间如针戳之痛，此毒气已起也。未几而生鱼口矣，未几而生痦疮矣，又未几而遍身生疮矣，黄脓泛滥，臭腐不堪。世人皆以为毒盛，多用败毒之药，孰知日败毒而毒愈盛，疮愈多而不易愈。往往有腐烂者，日用败毒之剂，其疮不能收口。须知此症于泄精之时，泄精则元气亏损，故毒乘虚而入。若元气大旺，毒难深入，即有传染，不过轻微之毒，可一泄而愈。今遍身无非毒疮，明是大虚而毒深中也，不补虚以泻毒，乌能奏功乎。倘止服败毒之药，无异于以石投水矣。方用二生汤：

生黄芪三两 土茯苓三两 生甘草三钱 水煎服。

连服四剂而疮渐红活，再服四剂而尽干燥，又服四剂全愈。

此方之妙，全不去解毒，止用黄芪以补气，气旺而邪自难留，得生甘草之化毒，得土茯苓之引毒，毒去而正自无亏，气生而血又能养，此治法之巧，而无如世人之未识也，可胜叹息云。

腰疽门（一则）

1. 人有腰眼之间，忽长疽毒，疼痛呼号，似乎阳症，然腰肾乃至阴之地，未可作阳疽治之，若竟作阳症治，大不宜也。此症虽本于过忍其精，欲泄不泄以成斯毒，似乎纯是阴分之过，但腰间虽不远于内肾，火发而毒成，则阴中有阳，未可纯以阴症治之，必须合阴阳并治之，化其毒则毒去如扫。倘不补阴而竟治其毒，则肾气愈伤而毒难速化。即补阴而不补阳，则阴无阳不生，毒且深藏于肾宫而不得外泄矣。方用两治散：

白术一两 杜仲一两 当归一两 金银花三两 防己一钱 豨莶草三钱 水煎服。

一剂而痛轻，二剂而痛止，三剂全愈。

此方用术、杜仲以利其腰脐，气通而毒自难结也，又得金银花、当归之类补中有散，而防己、豨莶直入肾宫，以祛其湿热之毒。阴阳无偏胜之虞，邪正有解分之妙，自然一二剂成功，非漫然侥幸也。

擎疽门（一则）

1. 人有手心之中，忽然红肿高突，变成一疽，疼痛非常，昼夜无间，世人所谓擎疽也。人生此疽，多因冤家债主相寻。内外治疗，往往不能收功，有流血而至死者，似乎不必治也。然而有病无方，又安见吾道之大乎。苟肯告解于临时，怨艾于将死，安在不可救乎。况此疽之生，虽是冤孽，亦因病人有火热之毒，乘机而窃发也。故消其火热之毒，何不可奏功耶。惟是火热非起于一朝，而解毒难凭于小剂。盖毒成于热，而热起于火，火之有余，终是水之不足，不大料以滋水，惟小剂以灭火，安得取胜乎。治法必须大用补水之剂，而少佐解毒之味，则擎疽自愈矣。方用释擎汤：

玄参二两 生地一两 金银花二两 当归一两 紫花地丁五钱 贝母二钱 水煎服。

一剂而痛轻，二剂而痛止。已溃者再服四剂，未溃者再服一剂，无不全愈。

愈后仍须忏悔，则无后患。苟迁善不诚，改过不勇，未必不变生他病，非此方之过也。若论此方，滋水以治火，补正以解毒。自居于无过之地，又何拟议哉。

脚疽门（一则）

1. 人之脚指头忽先发痒，已而作痛，指甲现黑色，第二日脚指俱黑，三日连足面俱黑，黑至脚上胫骨即死，此乃无名肿毒。得之多服春药，是火热之毒，非脚疽可比。若脚疽，止黑在脚指而不黑至脚面也。然脚疽最凶，虽不如无名肿毒之横，而速杀人则一也。盖脚为四余之末，宜毒之所不到，何以及凶恶至此？正以毒所不到之处，而毒聚不散，反出于指甲之间，则毒盛非常，而治之转不可轻视。然则用泄毒之药顺治之可矣，而孰知不然。凡人身之气盛，则周流于上下，毒断不聚于一处。惟气血大亏，不能遍行夫经络，而火毒恶邪乃固结于骨节之际。脚疽之生，正气血之亏，不能周到之故。然则乌可单泄毒以重伤其气血乎。治法必须大补气血而加之泄毒之味，则全胜之道也。方用顾步汤：

牛膝一两 金钗石斛一两 人参三钱 黄芪一两 当归一两 金银花三两 水煎服。

一剂而黑色解，二剂而疼痛止，三剂全愈。若已溃烂，多服数剂，无不愈也。

此方用金银花以解毒，非用牛膝、石斛则不能直达于足指，非用人参、归、芪亦不能气血流通以散毒也。故用此方治脚疽多效。即是无名肿毒，用此方治之亦可得生。世医有用刀去脚指，亦是治法。然不若用此方，于补中败毒，起死为生，既无痛楚之伤，又有全活之妙也。

鬓疽门（一则）

1. 人有两鬓之中忽然生疽，红肿高突数寸，头面眼鼻俱浮，其状不堪，异乎平常相貌，此阳毒也。盖两鬓近于太阳，乃阳之位也，阴气不能到此部位，故两鬓生疽，当作阳症治之。然是阳症，往往有变为阴症者，所以阳药中必加入阴分之药，以豫防其害。若已溃破腐，更须阴药多于阳药，消息而善治之也。今有一方，名曰理鬓汤，治未溃已溃，未烂已烂，无不收功。方用：

金银花三两 白芷二钱 川芎一两 当归一两 夏枯草三钱 水煎服。

未溃者二剂即消，已溃者四剂全愈。

此方用金银花、夏枯草以解火毒，用白芷、川芎以引入两鬓太阳之间，则金银花、夏枯草更得施其祛逐之功。又妙在当归之补气血，阴阳双益，正足而邪自难变，安得不速愈哉。

唇疔门（一则）

1. 人之唇上生疔疮者，或在口角之旁，或在上下唇之际，不必论其大小，大约皆脾胃之火毒也。最宜速散，否则毒气炽炎，必且艰于饮食，往往有腐烂而死者。疔疮毒愈小而愈横也。治法宜急泄其火毒，而又不可损伤脾胃之气，则毒不难散矣。方用救唇汤：

紫花地丁一两 金银花一两 白果二十个 桔梗三钱 生甘草三钱 知母一钱 水煎服。

一剂而疼痛止，二剂疮口消，三剂全愈。若已腐烂者，五剂自然奏功。

此方治头面上之疔疮，俱可获效，而治口唇之疔，更能神验。此方有白果、桔梗善走唇口，引金银花、紫花地丁至于生疮之处，一概尽去其毒也。

瘰疬门（一则）

1. 人有生痰块于颈项，坚硬如石，久则变成瘰疬，流脓流血，一块未消，一块复长，未几又溃，或耳下，或缺盆，或肩上下，有流出患走之状，故名鼠疮，又名串疮，言其如鼠之能穿也。世人谓其食鼠窃余物，以成此症，而不尽然也。盖瘰疬之症，多起于痰，而痰块之生，多起于郁，未有不郁而能生痰，未有无痰而能成瘰疬者也。故治瘰疬之法，必须以开郁为主。然郁久则气血必耗，况流脓流血，则气血更亏，徒消其痰，不解其郁，但开其郁，而不化痰，皆虚其虚也，不能奏功。方用消串丹：

白芍一两 白术一两 柴胡二钱 天花粉三钱 茯苓五钱 陈皮一钱 附子一片 甘草一钱 蒲公英三钱 紫贝天葵五钱 水煎服。

连服八剂而痰块渐消，再服十剂而瘰疬尽化，再服一月全愈。愈后可服六君子汤，以为善后之计，断不再发。

此方妙在蒲公英与紫贝天葵为消串之神药，然非佐之以白芍、柴胡则肝木不平，非辅之以白术、茯苓则脾胃之土不健，何以胜攻痰破块之烈哉。惟有攻有补，则调济咸宜。得附子之力，以引群药直捣中坚，所以能愈宿疾沉疴于旦夕耳。

痔漏门（一则）

1. 人有肛门内外四旁，忽然生长红瘰，先痒后疼，后成为痔，日久不愈，此症皆湿热所成也。而得之故，纵饮者为多。江南人常生此症，因地气之湿热，又加酒热之毒，所以结于肛门边不能遽化。夫肛门通于大肠，凡有湿热亦随大便出，何以积而成痔？以湿热在大肠不能久留，势必尽趋于肛门，而肛门为大肠锁钥，未免有关闭防范之意，不容湿热直出于门外，蓄积久湿热毒，肛门独受之矣。有毒必然外形，不生痔于肛门之内，必生痔于肛门之外，虽内外似乎少殊，而作楚则一也。然治之法，乌能舍湿热而他求乎？惟是肛门去脾胃甚远，化湿热之毒不能不假道于脾胃，肛门未必受益而脾胃先损，所以无成功耳。故用药必须无损于脾胃，而有利于肛门者，治之始克奏功。方用**益后汤**：

茯苓一两 白芍一两 地榆三钱 穿山甲一片，土炒，为末 山药一两 薏仁一两 水煎。

连服四剂而肛门宽快，又四剂内外之痔尽消，再将前方每味加增十倍，修合丸散，以蜜为丸。每日未饮之先滚水送下五钱。服一料自然全愈，不再发也。

此方利水去湿热，既无伤脾胃，复有益肛门，盖两得之也。

顽疮门（一则）

1. 人有久生恶疮，或在手足，或在胸背，或在头面，终年经岁而不愈，臭腐不堪，百药罔效，外药敷之不应，内药服之无功，世人故谓之顽疮。然疮虽顽，治之当如何？盖人身气血和，断不生疮疖，间或生之，亦旬日而愈。其不和者，或因湿浸，或因热盛，或因湿热寒邪之交至，遂至气结而不宣，血滞而不散，结于皮而皮生疮，结于肉而肉生疮。久则脓血不净，因而生虫。人以为虫也，又用杀虫之药，而反伤其皮肉，则气血愈虚，力难兼到，弃皮肉于膜外而不顾，则疮成为冥顽不灵之患矣。故治疮皆以行气活血为主，而虫与毒不必计也。然而血不易活，气不易行，非补气补血不可。盖气得补而气自行于周身，血得补而血自活于遍体也。方用**救顽汤**：

当归一两 黄芪一两 白术一两 生甘草三钱 熟地一两 山茱萸五钱 麦冬一两 柴胡一两 茯苓五钱 半夏二钱 防风一钱 连翘一钱 附子一片 水煎服。

连服二剂，而疮口必然发肿，断不可惧。从前无效，今服药发肿，乃药助气血与疮相战也，乃速愈之机。再服二剂，不痛而痒矣。再服二剂，痒止而肉生矣。再服二剂，结痂而愈。再服二剂，不再发。

此方单去活血行气，得补之力也。气行血活，虫将安寄？故不必杀虫而顽疮自尽愈矣。

接骨门（一则）

1. 人有跌伤骨折，必须杉木或杉板将已折之骨凑合端正，用绳缚住，不可偏邪歪曲，紧紧又用布扎，无使动摇，万不可因呼号疼痛，心软而少致变动轻松，反为害事。收拾停当，然后用内服之药。苟或皮破血出，尤须用外治之药也。但骨内折，而外边之皮不伤，正不必用外治之药，然内外夹攻，未尝不更佳耳。内治之法，必须以活血去瘀为先，血不活则瘀不能去，瘀不去则骨不能接也。方用续骨神丹：

当归二两 大黄五钱 生地一两 败龟板一两，为末 丹皮三钱 续断三钱 牛膝二钱 乳香末 没药末各二钱 桃仁三十个 羊踯躅一钱 红花二钱 白芍一两 水煎服。

二剂而瘀血散，新血长，骨即长合矣。再服二剂，去大黄，又服四剂则全愈矣。外治之法，必须用膏药而加之末药，渗于伤处为妙。膏名全体神膏：

当归二两 生地二两 续断一两 牛膝一两 甘草五钱 地榆一两 茜草一两 小蓟一两 木瓜一两 杏仁三钱 人参一两 皂角二钱 川芎一两 刘寄奴一两 桑木枝四两 红花二两 白术一两 黄芪一两 柴胡三钱 荆芥三钱 用麻油三斤，熬数沸，用麻布沥去渣，再煎，滴水成珠，加入黄丹末，水漂过一斤四两，收为膏，不可太老。再用乳香三钱 没药三钱 自然铜醋浸烧七次，三钱 花蕊石三钱 麒麟竭五钱 白蜡一两 海螵蛸三钱为细末，乘膏药未冷时投入膏中，用桑木棍搅匀取起，以瓦器盛之。临时以煨摊膏，大约膏须重一两。

既摊膏药，再入细药，名为胜金丹：

麝香三钱 血竭三两 古石灰二两 海螵蛸一两 自然铜末如前制，一钱 乳香一两 没药一两 花蕊石三钱 冰片一钱 樟脑一两 土狗子十个 地虱干者，一钱 土鳖干者，一钱 人参一两 象皮三钱 琥珀一钱 儿茶一两 紫石英二两 三七根末一两 木耳炭一两 生甘草末五钱 和匀，以罐盛之。每膏药一个，用胜金丹末三钱，渗在膏药上贴之。大约接骨不须二个也，重则用膏药二个。

此膏此末皆绝奇绝异之药，倘骨未损伤，只消贴一张即痊，不必加入胜金丹末药也。三方内外治法皆有不可形容之妙，内外同治，旦夕即能奏功。世传得此三方，可无忧折伤之不可救也。

金疮门（一则）

1. 人有杀伤而气未绝，或皮破而血大流，或肉绽而肠已出，或箭头入肤，或刀断背指，死生顷刻，不急救可乎。大约金刀之伤，必过于流血，血尽则发渴，渴若饮水，立刻即亡，故刀伤之渴，断须坚忍。世人有饮水而愈者，又是何故？盖其人素有热病，得水即热解，而不可执之以治凡有伤而渴者也。但渴即不可饮水，又将用何药解渴，要不能外补血以救之。然而既补血以止渴，刀枪之口大伤，所补之血仍然外泄，血流无止渴之期，亦速死之道也。故补血之中，仍须用止血之药，而止血之内，更须用生肉之剂，则恶血不致攻心，内火不致烧胃，庶死者可生，破者可完，断者可续也。方用完肤续命汤：

生地三两 当归三两 麦冬三两 元参三两 人参二两 生甘草三钱 三七根末五钱 续断五钱 地榆一两 乳香末 没药末各三钱 刘寄奴三钱 花蕊石二钱 白术五钱 水煎服。

一剂口渴止，二剂疮口闭，三剂断缝生，四剂全愈。此方补血，加之止涩之味，使血之不流，肉之易长是也。何以又用补气之药？盖血伤不易速生，补气则气能生血，且血生以接肉，又不若气旺以接肉之更易，所以于补血之中兼用补气之药也。然不用参、术，未尝不可建功，终觉艰难不速。此方凡有刀伤，皆可治疗，但视其所伤之轻重，以分别药料之多寡耳。

物伤门（一则）

1. 人有为癫狗所伤者，其人亦必发癫，有如狂之症，世以为其人必生小狗于腹中，此误传也。因其发出狂癫有如狗状，见人则咬，逢女则嬲，非狗生于腹中，不宜有此景象。况人为癫狗所伤，大小便必一时俱闭，不能遽出，大小便虚用努力，似若生产艰难。且外势急痛，腰腹作胀而死，人以为腹中生狗不能产而死。云腰痛者，乃小狗内咬也，岂不可笑哉。其实狗误食毒物而发癫，亦为所伤。则毒气传染于人，狗愈而人死矣，最可畏之病也。然而得其法以解毒，则病去如扫，正不必过惧也。夫犬性最热，狗食物而发癫，乃食热物之故，或食自死之肉，或餐热病之尸，多成癫病。然则狗发癫狂，实热上加热也。解其热毒，何不愈之有。但世人未知解法，所以不救耳。予逢异授奇方，不敢自秘，传以救世焉。方用活命仙丹：

木鳖子三个，切片 斑蝥七个，陈土炒，去头足，米一撮炒 大黄五钱 刘寄奴五钱 茯苓五钱 麝香一分 各研细末，和匀，黄酒调服三钱。

一剂而毒气全解，至神之方也，不必二服，七日皆能奏功。过七日外，必须多服数次，无不可救。服药切忌色欲，须二月不行房。并忌发物，余无所忌。

是方用木鳖、斑蝥者，以狗最畏二物也。木鳖大凉，又能泻去热毒，得大黄以迅扫之，则热毒难留。刘寄奴善能逐血，尤走水窍，佐茯苓利水更速，引毒气从小便而出也。麝香虽亦走窍，然用之不过制斑蝥、木鳖，使之以毒攻毒耳，中有妙理，非漫然而用之也。

癞门（一则）

1. 人有遍身发癞，皮厚而生疮，血出而如疥，或痛或痒，或干或湿，如虫非虫，人以为湿热之留于皮肤也，孰知是气血不能周到滋润乎。世多以苦参煎汤或豨莶、白芷之类外治，而终无成效，正坐于气血之虚也。盖气血足则经络无闭塞之虞，气血旺则毛窍无干枯之害。且气足血旺，则热散湿消，何至淤滞而不通散，结于皮肤之外。故治癞之法，专以补气血为主，而佐之消湿散热之味。虽十载沉疴，尚可奏功于旦夕，矧目前之近癞乎。方用扫癞丹：

黄芪三两 当归二两 防风二钱 茯苓一两 白术一两 生甘草三钱 麦冬一两 金银花二两 芍药一两 川芎五钱 熟地一两 山萸五钱 元参一两 荆芥三钱 天花粉三钱 水煎服。

二剂而皮色润，又服二剂而干燥解，连服十剂全愈。此方大补气血，无异枯涸之田，一旦忽逢霖雨，生机勃勃，又何至有尘埃之敝野哉。

刑杖门（一则）

1. 人之腿受官刑，皮肉腐烂，死血未散，疼痛呼号，似宜用膏药、末药外治为佳。然而受刑深重，不急内消，专恃外治，则逍遥膜外，安能卫心，使恶血不相犯乎。此内治之断不宜迟也。然而世人外治之方多有神奇，而内治之方绝无应验，往往有一时心乱而死者。虽犯法遭刑，多缘恶积，保无受冤之屈棒乎。冤气在心，则肝叶开张，肝气收敛，尤善引血入心，使无辜之人一旦轻死，疗治无法，是谁之愆。铎求异人特传一方，一受官刑，即时煎服，断无性命之虞。服后，然后用膏药、末药外治，内外夹攻，则疮口易愈矣。内治方名为卫心仙丹：

大黄三钱 当归一两 红花三钱 桃仁三十粒 生地一两 丹皮三钱 木耳三钱 白芥子二钱 水煎服。

一剂而恶血散矣，不必二剂也。然后以膏药贴之，膏方名护心仙丹：

大黄一两 没药三钱 乳香三钱 白蜡一两 松香五钱 骨碎补五钱 当归一两 三七根三钱 败龟板一两 麝香五分 各为细末，猪板油一两，将白蜡、松香同猪油在铜锅内化开，后将各药末拌匀，为膏药。贴在伤处，外用油纸包裹，再用布缠住。

轻者一膏即痊，重者两膏足矣。夹棍伤重，大约不须四个，即可行步无虞矣。此二方至神至奇，内方使恶血尽散，外方使死肉之速生，合而用之，又何至损人性命哉。

辨证录幼科卷之十四

山阴陈士铎敬之甫号远公又号朱华子著述
会稽陶式玉尚白甫号存斋又号□□□参订

惊疳吐泻门（二则）

1.儿科之病，惊疳吐泻为多，四者又相为终始。大约因疳而成吐，因吐而成泻，因泻而成惊。故小儿口内流涎，乃疳之兆也。起首即治疳，而吐泻之症不作，又何致惊症之生也。惟其失治疳症，而胃气受伤矣。小儿纯阳，原无损于阴气。伤胃气者，伤阳气也，阳伤阴亦伤矣。伤阴者，伤脾气也。人生后天以脾胃之气为主，脾胃两伤，无气以养心，而惊之症起矣。是惊乃虚病，而非有外风之入也。然则吐泻惊俱脾胃之虚寒，而疳乃脾胃之实热也。不知小儿因多食水果，以致口热而成疳。口热似乎阳旺也，然而阳极则变为阴矣。故疳症既久而作吐，正阳变为阴之验也。可见，惊疳吐泻俱是虚症，补脾胃而四病皆易愈也。世医分惊为风，分疳为热，分吐泻为寒，亦未深知小儿之症耳。孰知单治脾胃之虚，而四症不必治而自愈也。方用活儿丹：

人参三钱 白术一钱 甘草一分 茯苓二钱 陈皮一分 巴戟天一钱 白芍一钱 柴胡二分 当归五分 山楂五分 神曲三分 水煎服。

一剂而惊疳吐泻无不即安，二剂全愈，三剂不再发也。此方健脾开胃，又能平肝，使肝亦无郁滞之患，自能疏通土气，变克土之肝反为益土之肝矣。脾胃无非生气，而吐泻自止，何至四肢无养，变成角弓反张之急慢惊风哉。

2.小儿生疳，上下牙床尽肿，口角流①涎，咳嗽不已，咽喉肿痛，人以为疳症脾热也，谁知是胃火之上升乎。夫既是胃火，宜用泄火之药，泻火而不效者，以火过于盛，将阳变为阴矣。故用降火之药以泻火而火不降，转至困惫者，正《内经》所谓壮火食气也。盖少火宜泻，而壮火宜补。不补胃以治火，反泻火以损胃，安得而不加困惫哉。治之法，补其胃气之虚，少加息火之味，则疳症不治而自愈矣。方用平肝汤：

---

① 流：原作"凉"，字之误，今改。

茯苓三钱 白术一钱 陈皮二分 神曲五分 麦冬二钱 元参二钱 桔梗一钱 苏叶三分 人参三分 枳壳二分 黄芩三分 水煎服。

一剂轻，二剂又轻，三剂而疳症愈，不必四剂也。

此方补胃以散火而火自平者，以火出于土之中也。土健而火藏，土衰而火现，故补其土而火藏于下，又何至上升于口颊之间乎。况方中有解火之味在于补之内，则土引火而自归，火亦随土而自息矣。

便虫门（一则）

1.小儿便中下寸白虫，或蜉蛔之虫，或吐出长短之虫，种种不一，人以为湿热之虫也，谁知是脾胃之伤乎。小儿最喜食生冷之物，自然湿热无疑。然而脾胃气健，虽有湿热，自易分消。惟是脾胃之气伤，则难于运化，不生津液而生虫矣。倘徒治虫而不补其脾胃，则脾气不能消，胃气不能化，虫且安居无恙矣，夫何益哉。惟补其脾胃之气，则气旺而自能治虫，再佐以杀虫之药，虫将何隙以逃生乎。此治之法，必须补中用攻也。方用治虫丹：

白术三钱 茯苓三钱 百部一钱 槟榔五分 使君子十个 枳壳五钱 白芍三钱 甘草三分 白薇二钱 黄连二分 半夏五分 水煎服。

二剂而虫尽化为水矣。但服药之后，务须忌饮汤水茶茗。

此方杀虫之药虽多，然入之健脾平肝之剂内，则正气无伤，而虫又杀尽，乃两得之道也。

痘疮门（二则）

1.小儿将出痘，身必发热，口必发渴，眼必如醉，此时当以表药散之，则火毒大解。无如世人未敢信为出痘，因循数日，见点而始用表散。有形之解与无形之解大有不同，所以轻变重，而重变死也。虽然见点不用表药，则火毒又将安解，岂不药得中医而可望其自愈乎。不知能善用表散之药，正自有功耳。大约痘疮初出之时，不可不用表散之药，而又不可全用表散，当于补中表散之，则正气无伤，而火毒又可尽解也。方用至慈汤：

人参三分 荆芥炒黑，三钱 生甘草一钱 柴胡一钱 当归三钱 茯苓二钱 陈皮三分 麦冬二钱 元参三钱 天花粉一钱 水煎服。

一剂火毒少除，二剂火毒全散，不必三剂也。

若已见点，则重变轻，而死变生矣。此方正用柴胡、荆芥以疏通其表里，得元参以去其浮游之火，得生甘草以败其毒。妙在人参、归、冬之类，俱是补气补津之味，佐前药以充其力，使无壅闭之忧，以速其至隐之火毒也。世人治痘，一见用补，无不惊惧。谁知火毒非补，万不能由内而发于外。能于补中用表散之法，何愁小儿之不尽登于寿考也。此方十岁为准，如周岁小儿，用十分之一，每岁增加可也。若十岁之外小儿，宜加人参而已，余味不必加也。

2. 小儿已出痘，遍身上下尽是鲜血点，粒粒可数，此至佳之痘也。不必发散，只须助其正气，自然饱满贯浆，收靥亦速，九日而始回矣。然而纯用补剂，又虑呆补而无疏通之气，恐速于见功，未免升上而不能降下，亦非治之善也。方用安幼汤：

当归三钱 荆芥一钱 元参三钱 陈皮三钱 熟地三钱 麦冬三钱 生甘草五分 生地一钱 黄连一分 丹皮一钱 贝母三分 水煎服。

一剂而绽，不必二剂也。

此方妙在补中带散，则痘疮力足，无内怯之忧；散中实补，则痘疮大泄，少外阻之祸。世人不知治法，往往一味是补，所以多留后患耳。至于一味呆散，未有不将佳痘而变为恶疮者，每至死亡犹以为胎毒之未净也，仍用散火败毒之剂，以至不救。谓非医杀之，而欲冀免于阴报也，得乎。幸人善用其方以安幼耳。

疹症门（二则）

1. 小儿发热二三日，肌肤之间隐隐发出红点，如物影之摇动，时有时无者，此影疹也。人以为发斑之伤寒也，谁料是出疹发表，热毒外散，偶遇大寒大风生冷之犯，故皮肤闭^①塞，毒气内收，壅住于腠理之间。其症皮肤之际片片皆红或变白，白或转红，红或转紫，气喘腹满，甚而作痛，毒气入脏，欲出不能，存亡顷刻，至危之病也。治之法，必须化斑，而不必治疹。盖疹与斑总皆热毒耳。方用消斑化疹汤：

元参五钱 归尾三钱 石膏三钱 白芍五钱 地骨皮三钱 丹皮三钱 荆芥二钱 木通一钱 青蒿三钱 升麻一钱 麦冬三钱 甘草一钱 水煎服。

一剂而斑化疹散，二剂而消归于无有矣。此方不多用大寒之品，止用微寒之味

---

① 闭：原作"间"，字之误，今改。

者，以疹斑之病，虽起于大热，然亦因脏腑之干燥，内无水制而外现也。今滋其津液，则水足以制火。又得引火解毒之药，直走皮肤，火毒欲内攻而不可得，又安得不外泄而解散者乎。况方中用玄参为君，原能清浮游之火，何必又多用大寒药以扑灭其炎威而伤脏腑，所以奏功既神而又无大害耳。

2. 小儿出疹，口中大渴，父母畅与之水，快甚，遂恣其酣饮，乃呕吐不止，因变泻痢，喘嗽不宁，小便不利，阴囊浮肿，胁痛筋软，膨胀之症生。人以为火热之不解也，谁知饮水过多，水蓄不消之病乎。夫心火亢炎，因而作渴，饮水必入于心，心不受水，而传于脾，为呕吐泻痢矣；传于肺，为咳嗽矣；传于肾，为小便闭而囊湿浮肿矣；传于肝，为胁痛筋软膨胀矣。夫水本克火，然水多则滞，火反得水以滋其沸腾，疹消而他病生焉。治法不必治疹，而惟在于分消其水势，水涸而疹亦痊矣。方用**分水消疹散**：

茯苓三钱 车前子三钱 木通二钱 猪苓二钱 薏仁一两 桔梗一钱 荆芥五分 白术三分 水煎服。

一剂水从小便出矣，连服二剂，水尽而愈。

此方专治水也。止用桔梗、荆芥以少提其气，不特水气因升提而下行倍速，且使余疹亦从膀胱而下泄也。但二味既是提气，何不用升麻提之？不知升麻提气，必使疹毒由皮毛而出，反足以掣制利水之药之肘，不若荆芥、桔梗虽提气而不走皮肤，反能佐二苓群品共走膀胱，水与疹而同治也。

吃泥门（一则）

1. 小儿数岁后，好吃泥土，人谓胃气热也，谁知是肝木之旺耶。肝木过旺来克脾胃之土，而土虚不能敌肝，思得土以助脾胃，故见泥土而思食也。治之法，平其肝木之旺，补其脾胃之虚，则土气无亏，自然见土而不嗜也。方用**六君子汤加减**治之。

人参一钱 茯苓三钱 甘草五分 陈皮五分 半夏三分 白术五钱 黄芩五分 白芍五钱 黄土三钱 水煎服。

一剂而肝气平，二剂而脾胃之气转，四剂不思食泥也。

此方原是健脾胃之圣药，加入黄芩以清肝火，白芍以平肝，肝平火清，而脾胃自得其养矣。尤妙加入黄土者，借土气以安脾，投其所好。而六君子汤诸药，益足以展其健运之功耳。

胎毒门（一则）

1. 小儿生半岁或一二岁，忽身上、手足上、肚腹上、两臂上或头面上长成大疮，久变为毒，百药治之而罔效者，此非小儿之毒，乃父母之毒也。当时结胎或感杨梅之恶气，及其坐胎之后，或感淫气之火邪，遂至贻害于小儿。治之不得其法，半多死亡，实可悯也。吾遇异人之传，治胎毒小儿已数十人矣，皆服之得生。我不传方，不特失异人传铎之善心，而且使小儿可救之病，以不得吾方而失援，则小儿之死，不犹之铎杀之乎，铎则何敢？故宁传世，使世服方而叹或有不效，断不可不传，使世之怨无方以救子也。方用：

金银花二两 生甘草三钱 人参二钱 天花粉二钱 黄柏三钱 锦地罗三钱 水煎服。

二剂而毒全消。倘外口不愈，另有外治之方，用：

蜗牛三钱 生甘草三钱 冰片一钱 儿茶三钱 轻粉一钱 麝香三分 樟脑三钱 黄丹三钱 水粉三钱 枯矾三钱 地龙粪五钱 各研极细末，以麻油调敷疮口上。

不到数日，自然疮内生肉，而疮口外敛，真神方也。轻者用前方而不必用外治，重者内外合治，无不速愈矣。铎从万世起见，将此仙方轻易传世，愿世人广传，体铎之心为心，切勿自恃为奇，隐而不传，以受天谴也。